DIE GROSSE SIRTFOOD DIÄT BIBEL

150 schmackhafte und gesunde Rezepte + Sirtuin Ernährungsplan und Nährwertangaben

Erzielen Sie mit der Kraft Super-Enzyme überwältigende Abnehmerfolge in Rekordzeit

"Empire of Books" (EoB)

Mit „Empire of Books“ wurde eine Plattform gegründet, dessen oberste Priorität es ist, seine Leser mit spannendem Wissen und bahnbrechenden Erkenntnissen zu versorgen.

Wir stehen für eine unglaubliche Vielfalt an qualitativ hochwertigen Ratgebern, randvoll mit wertvollem Expertenwissen, sowie nützlichen Tipps und Methoden.

Dank unserer jahrelangen Erfahrung im Verlagswesen haben sich die wichtigen Markenzeichen der „Empire of Books“-Bücher herauskristallisiert: fundierter Inhalt und hohe Qualität der Ausstattung, sorgsame Aufbereitung der Informationen mit einfachen Erklärungen und professioneller Gestaltung.

Bei uns bekommen sowohl aufstrebende Autoren, als auch erfahrene Experten eine Plattform bereitgestellt, um Ihr Fachgebiet zu präsentieren.

EoB steht für spannende, informationsreiche Bücher, herausgegeben in enger Kooperation mit erfolgreichen Experten!

„Wir freuen uns auf Ihren Besuch“

Originale Zweitauflage 2021

Independently published | ISBN: 9798563761889

EMPIRE OF BOOKS

FitLife

Fit Life ist ein Zusammenschluss aus unabhängigen Experten für vielfältige Gesundheitsthemen. Ursprünglich ein Open Source Projekt aus namhaften Experten, Hobby Aktivisten und Menschen verschiedener Berufe der Gesundheitsbranche, mit jahrelanger Erfahrung in unterschiedlichsten Bereichen, wurde dieses nun professionalisiert und im EoB Verlag unter Vertrag genommen. Das geballte Wissen von dutzenden Menschen mit entsprechendem Hintergrund, wird nun der Öffentlichkeit in Bestseller Büchern mit den höchsten Standards zur Verfügung gestellt.

Weit entfernt von einem reinen Open Source Projekt, ist es nun die Herzenssache von FitLife, möglichst vielen Menschen mit ihren gesundheitlichen oder körperlichen Problemen in kompakten, einfach verständlichen Ratgebern zu helfen.

Weitere Informationen und Bücher von den Bestseller-Autoren FitLife erhalten Sie auf Amazon.

https://t1p.de/7yjh

Weitere Autoren- und Buchempfehlungen:

Books-World (BW): https://t1p.de/c7ua

Webseite: www.booksworld-verlag.de

KitchenKing: https://t1p.de/wvy5

Webseite: www.kitchenkingbooks.de

Kid´s Planet: https://t1p.de/17w4

Webseite: www.kidsplanetbooks.de

Books-World:

Kitchen King:

Kid´s Planet:

INHALT

Vorwort

Sind wir einmal ehrlich – Diäten machen keinen Spaß. Man ist irgendwie ständig hungrig, gereizt, denkt nur an all die leckeren Sachen, auf die man verzichten muss. Und wofür das Ganze? Monatelange harte Arbeit für einen zweiwöchigen Urlaub am Strand? Nur um danach wieder in alte Gewohnheiten zurückzufallen und die Prozedur von Neuem auf sich zu nehmen? Da kämpft man eine lange Zeit, um ein paar Pfunde loszuwerden, schlägt Einladungen aus, verzichtet auf Feiern, und dann, sobald man wieder normal isst... Zack! Die Kilos sind wieder da. Meist sogar noch mehr als vorher.

Du wirst jetzt vielleicht denken: Nanu, und ein Ernährungsratgeber beginnt mit solchen Worten? Ja! Denn die Sirtfood-Diät ist anders.

Es wird natürlich ein bisschen Anstrengung verlangen, aber nichts, was es wert ist, bekommt man auf einfache Weise, nicht wahr? Ich bin hier an deiner Seite, um gemeinsam in ein neues, schlankes Leben zu starten. Dauerhaft! Die Sirtfood-Diät ist in drei Phasen eingeteilt, die wir gemeinsam bestreiten werden.

Die Sirtuine, bestimmte Enzyme im Körper, werden durch bestimmte Lebensmittel stimuliert und aktiviert. Diese Sirtuine wirken positiv auf den Stoffwechsel, Entzündungsprozesse im Körper und den Prozess der Alterung. Außerdem können sie das Immunsystem und die Muskeln stärken.

In dieser Diät wird das Hauptaugenmerk auf diese sirtuinreichen Lebensmittel gelenkt, die Kombination möglichst vieler dieser Nahrungsmittel sorgt für den gewünschten Effekt. Die Lebensmittel sind beispielsweise Erdbeeren, Walnüsse, Buchweizen, Kaffee und Ingwer. Du siehst also: Lebensmittel, die leicht zu bekommen sind. Und das Beste: In dieser Diät dürfen wir sogar Rotwein und Schokolade genießen!

Ein Ding der Unmöglichkeit denkst du? Tatsächlich gibt es bereits viele Menschen, die mit der Sirtfood-Diät große Erfolge feiern konnten, unter anderem die berühmte Sängerin Adele.

Wollen wir gemeinsam den Start in eine neue Ernährung wagen? Los geht's! Viel Spaß und vor allem: Viel Genuss bei der Lektüre dieses Ratgebers!

Was sind Sirtuine und wie wirken sie?

Sirtuine sind körpereigene Stoffe, die zu der Familie der multifunktionalen Enzyme gehören. Sie zählen zu den Proteinen, also den Eiweißen, und kommen in allen Lebensformen wie Bakterien, Viren, Hefe, Würmern, Insekten, Säugetieren und Menschen vor. Während einfache Organismen, wie Bakterien, nur ein Sirtuin besitzen, finden sich in Hefe vier und in Menschen sieben verschiedene Enzyme dieser Art.

Diese Enzyme, die Sirtuine, haben die Fähigkeit Enzyme und Proteine zu modifizieren, die bei bestimmten Krankheiten eine tragende Rolle spielen. Sirtuine können auf Krebszellen, Alzheimer, Morbus Parkinson, Diabetes und Adipositas einen positiven Einfluss haben.

Ihr Einfluss auf die Zellalterung kann sogar eine lebensverlängernde Wirkung auf Mikroorgansimen haben. Das ist der sogenannte Anti-Aging-Effekt. Dies haben Experimente mit Hefe gezeigt. Man kann diese neuen Erkenntnisse allerdings nicht 1:1 auf den menschlichen Organismus übertragen – dafür ist die Forschung schlichtweg noch zu jung. Bei Experimenten mit Mäusen hat man herausgefunden, dass zwar keine signifikante Lebensverlängerung stattfand, altersbedingte degenerative Erkrankungen aber hinausgezögert wurden.

Doch wie genau wirken die Sirtuine in unserem Körper?

Sie werden durch Stress aktiviert. Es muss jedoch ein besonderer Stress sein – der Stress von Hunger. Doch wer hungert heutzutage noch? Wir essen alle mindestens drei Mahlzeiten am Tag, dazwischen noch Snacks. Hunger sieht anders aus. Diesen Stress kann man durch das Intervallfasten hervorrufen, also dadurch, dass man für eine bestimmte Zeitspanne auf Nahrung verzichtet. Oder – und hier kommen wir zum wichtigsten Punkt dieses Ratgebers – durch den Verzehr von Sirtfoods. In allen Obst- und Gemüsesorten finden sich sekundäre Pflanzenstoffe. Diese sekundären Pflanzenstoffe sind die chemischen Waffen der Pflanze. Sie schützen sie vor Fressfeinden und Umwelteinflüssen. Diese Stoffe in den Pflanzen sind aber nichts Anderes als moderate Gifte.

Wenn wir jetzt diese Gifte verzehren, reagiert unser Körper mit einem Abwehrmechanismus und leitet Reparaturprozesse in die Wege. Auch auf künftige Schäden bereitet er sich vor. Er aktiviert die Sirtuine.

Die Sirtuinaktivität ist also eine Stressreaktion des Körpers. Dieser Stress ist aber nicht schlecht für den Körper, sondern sorgt für einen gesundheitlichen Nutzen. Durch seine Reaktion auf einen eigentlich ungesunden Reiz, wird etwas Positives im Körper ausgelöst. Dies wird Hormesis-Prinzip genannt.

Sirtuine lassen Fettzellen schmelzen. Wenn wir von Fett sprechen, dann meinen wir in den meisten Fällen das weiße Fett, das als Energiespeicher fungiert und sich an Bauch, Po, Oberschenkeln usw. absetzt. Es gibt aber auch braunes Fett, das sich um die Organe legt. Dieses braune Fett wird bei Kälte als zusätzlicher Energielieferant verbrannt. Als erwachsene Menschen haben wir allerdings nur noch sehr wenig von diesem braunen Fettgewebe. Babys haben mehr davon, um den Körper vor dem Auskühlen zu bewahren. Dieses braune Fett verlieren wir allerdings wenn wir älter werden. Die Sirtuine stimulieren das braune Fett und können außerdem weißes Fett in braunes Fett umwandeln.

Im menschlichen Körper kann man sieben verschiedene Sirtuine finden, die alle ähnlich agieren, aber jedes für sich übernimmt eine besondere Aufgabe.

- **Sirt1-** : Verlangsamt den Zelltod und kurbelt aktiv die Fett- und Kohlehydratverbrennung an.
- **Sirt2-** : Reguliert die Zellfunktion und wirkt positiv auf Alterung und Zellteilung.
- **Sirt3-** : Reduziert Tumorbildung indem es untypische Zellen abtötet und reguliert die Atmungszellen.
- **Sirt4-** : Regt die Fettverbrennung an und bildet Muskeln aus. Außerdem reguliert es den Insulinstoffwechsel.
- **Sirt5-** : Kann beschädigte Sirtuine reparieren und vervollständigen. Es kümmert sich um den vollständigen Abbau von Kohlenhydraten (Glykolyse).
- **Sirt6-** : Unterstützt die Chromosomen.
- **Sirt7-** : Hemmt die Entstehung von Tumorzellen und reguliert die Zellteilung und den Zellabbau.

Sirtfood-Diät

ENTSTEHUNG

Das erste Sirtuin wurde 1984 in Bäckerhefe entdeckt. Darauffolgende Experimente zeigten, dass dessen Aktivierung die Lebenserwartung steigert, zuerst bei Hefe, dann bei Mäusen.

2003 entdeckten dann Forscher, dass Sirtuine im menschlichen Körper einen ähnlich positiven Einfluss haben. Zu der Erkenntnis kamen sie, da der zelluläre Metabolismus von Hefe und Mäusen dem von Menschen sehr ähnlich ist. Nach diesen Erkenntnissen haben Wissenschaftler versucht eine Art „Wunderpille" aus Sirtuin-Aktivatoren herzustellen – jedoch ohne Erfolg.

Die Ernährungsexperten Aidan Goggins und Glen Matten hatten schließlich die Idee: Sirtuine konnten über die Nährstoffe bestimmter Lebensmittel aktiviert werden. Warum sollte man sich dies nicht zum Vorteil machen und mehr von diesen bestimmten Lebensmitteln verzehren? Auf Grundlage dieser Erkenntnis, starteten sie einen Versuch in einem Londoner Fitnessclub. 39 Personen nahmen an dem Experiment teil, 21 Frauen und 18 Männer. Von diesen Personen waren zwei adipös, 15 übergewichtig und 22 normalgewichtig. Sie alle haben im Durchschnitt nach sieben Tagen ca. drei Kilogramm Körpergewicht verloren, dabei blieb der Anteil der Muskeln gleich, oder steigerte sich sogar! Ein Muskelzuwachs von bis zu 900g konnte festgestellt werden. Die Probanden gaben an, dass sie sich stärker und vitaler fühlten und dass sie fanden, sie würden besser aussehen.

So wurde die Sirtfood-Diät geboren. Nach diesen bahnbrechenden Erfolgen, haben viele berühmte Persönlichkeiten den Versuch gewagt und konnten ebenfalls große Fortschritte erzielen! Das beste Beispiel hierbei ist die Sängerin Adele, die rund 40 Kilogramm abgenommen haben soll! Und heute sind wir an der Reihe – wir können auch so einen großen Erfolg feiern!

ÜBERBLICK

Die Sirtfood-Diät ist in drei Phasen aufgeteilt. Wir werden jede einzelne Phase beleuchten und verständlich erklären.

Ein wichtiger Punkt ist während der gesamten Diät auf Bio-Produkte zurückzugreifen. Denn die moderaten Gifte, die die Sirtuine in unserem Körper aktivieren, können in der Pflanze nur entstehen, wenn nicht irgendwelche Pestizide diesen Job für sie übernehmen.

Auch auf regionale Produkte sollten wir achten, denn Obst und Gemüse, das einen langen Transportweg hinter sich hat, hat meist schon viel von den wertvollen Vitaminen und Nährstoffen verloren.

Die Sirtfood-Diät ist weder kostspielig noch zeitintensiv und kann in jede Ernährungsform mit eingebaut werden. Die jeweiligen Vorteile von verschieden Ernährungsweisen werden von der Sirtuin-Aktivität sogar noch unterstützt und die Wirkung gesteigert!

Die Lebensmittel, die in dieser Diät zum Tragen kommen, sind in jedem gut sortierten Lebensmittelgeschäft erhältlich.

Es zählt nicht, was wir weglassen, sondern, was wir mit in die Diät aufnehmen!

PHASEN

Während der gesamten Diät spielt der grüne Sirtfood-Saft nach Goggins und Matten eine wichtige Rolle. Dieser Saft dient als Booster und als Aktivator der Sirtuine im Körper. Für den Saft brauchen wir einen Entsafter, er sollte auch möglichst frisch zubereitet werden, um die Erhaltung der Nährstoffe in den Lebensmitteln zu gewährleisten.

Die Zutaten finden sich ganzjährig in jedem gut sortierten Lebensmittelmarkt. Falls etwas gerade nicht frisch verfügbar ist, können wir aber auch ohne schlechtes Gewissen auf Tiefkühlware zugreifen. Die Zutaten nur zu vermixen führt nicht zu dem gewünschten Ergebnis, da die Kalorienzahl beträchtlich steigen würde. So hat der Saft rund 200 Kilokalorien. Wir müssen uns unbedingt möglichst genau an die Rezeptur halten, um den größten Erfolg zu gewährleisten! Für eine Portion Saft benötigen wir:

- Grünkohl (75g)
- Rucola (35g)
- Petersilie (5g)
- Liebstöckel (5g)
- Sellerie, Stangen einschließlich Blätter (2 Stück)
- Apfel (1/2)
- Zitronensaft (von ½ Zitrone)
- Matcha-Pulver (1/2 Teelöffel)

Alle Zutaten, bis auf das Matcha-Pulver, werden in den Entsafter gegeben. Daraus ergeben sich 250ml Saft, in den wir das Matcha-Pulver einrühren. Wir können den Saft mit Eiswürfeln oder pur trinken. Gerade am Anfang wird er allerdings etwas gewöhnungsbedürftig schmecken. Wir müssen an dieser Stelle aber durchhalten! Bald schon spüren wir, wie gut er uns tut und werden ihn nicht mehr missen wollen.

Phase 1

Die erste Phase der Diät ist eine Phase der Reinigung. Drei Tage lang wird unsere maximale Kalorienaufnahme 1000 Kcal pro Tag betragen. Drei Mal am Tag trinken wir den grünen Sirtfood-Saft und wir nehmen eine Hauptmahlzeit zu uns. Die Sirtuine in unserem Körper werden dadurch vermehrt aktiviert und die Zellen reinigen sich nach und nach von schädlichen Stoffen. Der grüne Saft ist bequem zu konsumieren und versorgt uns mit vielen Sirtuinen, die den Abnehmprozess so richtig in Schwung bringen. Unser Körper kann die Nährstoffe durch die flüssige Form sofort und effizient absorbieren.

Wichtig ist, dass wir nach 19 Uhr nichts mehr zu uns nehmen. Unser Körper hat so die Möglichkeit zu verdauen und es wird kein Fett über Nacht in den Reservespeichern eingelagert.

Wir sollten auch darauf achten, dass wir genug Wasser zu uns nehmen. Zwei Liter am Tag sollten es auf jeden Fall sein. Stilles Wasser und Tee eignen sich am besten. Wenn uns das stille Wasser langsam zu langweilig wird, können wir es leicht mit Obst oder Gemüsescheiben aufpeppen. Auch ein paar Spritzer Zitronensaft oder Minzblätter können wahre Wunder wirken.

Schwarzer Kaffee ist auch erlaubt, hier sollten wir aber nicht übertreiben, denn das Koffein putscht unseren Körper zu sehr auf und kann zu Nervosität, Kopfschmerzen und Schlafproblemen führen.

Phase 2

Die zweite Phase ist die Phase der Umstellung. Sie dauert vier Tage. Wir dürfen jetzt täglich 1500 Kcal am Tag zu uns nehmen. Wir trinken weiterhin zwei grüne Säfte am Tag, essen jetzt aber bereits zwei Hauptmahlzeiten.

Abgesehen davon, gelten die Regeln aus Phase Eins. Fruchtsäfte, Limonaden und Alkohol sind tabu!

Phase Eins und Zwei bilden die erste Woche der Diät. In dieser Woche werden wir am meisten Gewicht verlieren.

Je nach Befinden können wir uns auch sportlich betätigen, solange wir darauf achten, dass wir uns in unserem Körper wohlfühlen und uns nicht zu viel zumuten. Das Training kann den Abnehmerfolg erhöhen, aber es zu übertreiben ist nicht Sinn der Sache. Ansonsten gelten die gleichen Regeln wie in Phase 1.

Alkohol, Fruchtsäfte und diverse andere kalorische Erfrischungsgetränke sind in dieser ersten Woche der zwei Phasen absolut tabu!

In dieser ersten Woche werden Sie voraussichtlich das meiste Gewicht verlieren. Achten Sie auf Ihren Körper und lassen Sie sich von Ihrem Appetit leiten. Sie müssen die Mahlzeiten nicht aufessen, wenn Sie bereits satt sind! Auch zu hungern ist nicht Sinn der Sache.

Phase 3

In der dritten Phase werden wir die neue Ernährungsform in den Alltag integrieren und unser Gewicht stabilisieren. Wir nehmen täglich 1800 Kcal zu uns, bestehend aus drei sirtuinreichen Mahlzeiten und einem grünen Saft. Auch ein Snack zwischendurch ist erlaubt.

Wieder sollten wir versuchen, nach 19 Uhr nichts mehr zu uns zu nehmen, aber jetzt ist hin und wieder ein Glas Rotwein oder ein Stück Schokolade erlaubt!

In der dritten Phase der Sirtfood-Diät, geht es um die Aufrechterhaltung der neuen Ernährungsform und die Stabilisierung des Gewichtes.

Wir werden unsere Erfolge festigen und weiter abnehmen, jedoch nicht ganz so rasant wie am Anfang. Die Phase sollten wir mindestens für 14 Tage aufrechterhalten, aber auch ein längerer Zeitraum bis zu einer kompletten Ernährungsumstellung ist möglich. Wir machen einfach so lange weiter, bis wir unser Wunschgewicht erreicht haben.

Langsam können wir auch wieder unsere normalen Essgewohnheiten aufnehmen, ohne befürchten zu müssen, wieder zuzunehmen. Wenn wir das Wunschgewicht erreicht haben, müssen wir keine weiteren Kalorien zählen. Wir sollten die Mahlzeiten und Portionsgrößen inzwischen intuitiv im Gefühl haben. Wir ernähren uns ganz einfach weiterhin ausgewogen und gesund. Es empfiehlt sich auf jeden Fall, sirtuinreiche Lebensmittel weiterhin in die tägliche Ernährung miteinzubauen. Auch ein täglicher grüner Saft tut uns bei unseren normalen Essgewohnheiten gut. Es ist ganz einfach wichtig, dass wir uns von unserem Körper und dessen Signalen leiten lassen.

SIRTFOOD ODER SUPERFOOD?

Superfood ist aktuell sehr beliebt und stark in sämtlichen Medien beworben. Ein Superfood ist ein Nahrungsmittel, das eine besonders hohe Qualität und viele gesunde Vorteile für unseren Körper hat. Solches Superfood ist beispielsweise Ingwer, Hanf oder Chia-Samen.

Aber auch Walnüsse und Avocados zählen zu den Superfoods – Superfood bedeutet also nicht gleichzeitig kalorienarm! Die Kalorien sind in der Sirtfood Diät nicht zu vernachlässigen, denn je nach Diätphase dürfen Sie nicht alles essen. Außerdem sollten wir beachten, dass der Begriff „Superfood" nicht geschützt ist, das heißt, jeder Lebensmittelhersteller kann damit werben, dass sein Produkt ein Superfood sei. Wir sollten uns also immer informieren!

Sirtfoods und Superfoods haben aber viele Gemeinsamkeiten: sie sind gesund, vielseitig, lecker und eignen sich zur gesunden Gewichtsabnahme. Am besten einfach Superfoods und Sirtfoods kombinieren und in unsere Mahlzeiten hin und wieder die besonderen Lebensmittel einbauen. So können wir die gesunden Vorteile von beiden Foods ausnutzen. Es gibt einige Sirtfoods, die auch gleichzeitig Superfoods sind: Walnüsse, Kurkuma, Chili, Petersilie, Erdbeeren und Grüntee zählen dazu. Sowohl Sirtfoods als auch Superfoods tun unserem Körper etwas Gutes, aber wenn es ums Abnehmen geht, sind die Sirtfoods die ganz klaren Sieger.

TIPPS UND TRICKS

• Wir achten auf ausgewogene und regelmäßige Mahlzeiten, die aus guten Kohlehydraten, magerem Eiweiß, Gemüse und Obst bestehen.

• Wir nehmen uns die Zeit, die es braucht, um gesund abzunehmen – eine Crash-Diät ist nicht von andauerndem Erfolg.

• Wir übertreiben nicht mit den Sirtuinen – ab 250mg wirken sie sich negativ auf unseren Körper aus.

• Wir informieren uns. Je mehr wir wissen, desto besser können wir die neue Lebensweise umsetzen.

• Gerade in der ersten Phase der Diät sollten wir es mit dem Sport langsam angehen.

• Wir holen uns Unterstützung. Familie und Freunde können sehr gute Diätpartner sein!

• Eine Diät und eine Lebensumstellung sind sehr persönlich und nicht alle verstehen so eine Veränderung. Wir sind nicht belehrend, sondern geben bereitwillig Auskunft.

• Wir kochen möglichst selbst und frisch. So wissen wir ganz genau, was wir zu uns nehmen.

• Wir haben keine Angst vor dem auswärts essen. Gerichte können immer angepasst werden. Dennoch sollten wir damit am besten warten, bis wir in Phase 3 angekommen sind.

• Wir sind für Neues offen. Vielleicht schmecken uns jetzt Speisen, die wir vorher verschmäht haben.

• Wir finden Alternativen und verzichten nicht. Weizennudeln kann man mit Dinkelnudeln ersetzen, Buchweizen ist eine tolle Beilage anstatt Reis.

- Wir probieren möglichst viele Dinge aus, um unseren Horizont zu erweitern.

- Wir stressen uns nicht. Auch Ausrutscher passieren, deshalb verteufeln wir nicht gleich die gesamte Diät.

- Wir beachten unser Wohlbefinden. Wenn uns etwas nicht guttut, lassen wir es in Zukunft weg.

- Wir achten darauf, ausreichend Schlaf zu finden. Schlafmangel kann die Ergebnisse einer Diät sehr schnell ins Negative ziehen.

- Wir nehmen uns ausreichend Zeit für die Planung vorab und stürzen uns nicht ohne Vorwissen in die neue Ernährungsweise.

- Wir versuchen, auch regelmäßig fetten Fisch zu konsumieren, um die Nährstoffverteilung optimal zu gewährleisten.

- Wir machen uns bewusst, dass ein dauerhafter Erfolg nur durch eine langfristige Ernährungsumstellung möglich ist.

- Auch als Berufstätige können wir uns an die Sirtfood-Diät wagen, wir müssen einfach nur unsere Mahlzeiten vorkochen.

- Wir versuchen trotz allem, auch Sport zu treiben, denn das erhöht den Kalorienverbrauch und aktiviert zusätzliche Sirtuine.

- Wir nehmen unsere Mahlzeiten bis spätestens 19 Uhr zu uns.

- Wir achten auf ausreichend Flüssigkeitszufuhr! Zwei Liter am Tag sollten es mindestens sein.

- Wir sollten ein gewisses Interesse an gesunden Mahlzeiten, Rezepten und Kochen haben, denn ansonsten ist diese Diät vielleicht nicht das Richtige.

Lebensmittel

Die Sirtuin-Diät basiert auf der Aufnahme der sirtuinreichen Lebensmittel. In diesem Kapitel lernen wir, welche Lebensmittel besonders gut dafür geeignet sind, die Sirtuine in unserem Körper anzukurbeln. Wir sollten versuchen, so viele wie möglich, so oft wie möglich in unsere Mahlzeiten zu integrieren.

An dieser Stelle sollten wir uns noch einmal bewusstmachen, dass wir möglichst auf Bio-Produkte zurückgreifen sollten, da nur hier die moderaten Pflanzengifte, die für die Sirtuinaktivität in unserem Körper verantwortlich sind, in hoher Zahl vorkommen.

OBST

• **Äpfel:** Reich an Ballaststoffen, Vitamin C, Kalium und Antioxidantien. Gesunde Bakterien können im Darm durch den Verzehr von Äpfeln entstehen, Krebs kann vorgebeugt werden, Risiko für Diabetes kann verringert werden und bei Asthma kann geholfen werden. Äpfel sind das ganze Jahr über in verschiedensten Sorten erhältlich.

• **Datteln:** Können leicht und gesund Speisen versüßen, wirken positiv auf Herz und Nieren und unterstützen die Darmgesundheit. Sie stecken voller Antioxidantien und Ballaststoffen. Frisch wird man sie bei uns in Deutschland eher selten finden, getrocknet gibt es sie aber in jedem gut sortierten Lebensmittelmarkt.

• **Erdbeeren:** Antioxidantien, Vitamin B9 und C, Magnesium und Kalzium – das alles steckt in den kleinen roten Früchten. Sie können das Risiko für Krebs und hohen Cholesterinspiegel senken, das Immunsystem und die Verdauung unterstützen und wirken entzündungshemmend. Leider sind sie nur von April bis Juni in Deutschland erhältlich. Wir sollten hier unbedingt darauf achten, keine Erdbeeren zu kaufen, die einen langen Transportweg hinter sich haben! Besser ist es, einfach tiefgekühlte Beeren zu verwenden.

- **Granatäpfel:** Granatäpfel haben im Rahmen der Sirtfood-Diät tatsächlich das Go, um importierte Ware zu kaufen. Sie werden von Spanien von Oktober bis Februar importiert, da sie in warmen Ländern einfach besser gedeihen. Granatapfelkerne wirken entzündungshemmend und können hohen Blutdruck reduzieren.

- **Pflaumen:** Pflaumen sind im Zeitraum von Juli bis Oktober in Deutschland regional und frisch zu erwerben. Sie wirken entzündungshemmend und antibiotisch und können sich positiv auf die Herz-Kreislauf-Gesundheit auswirken.

- **Trauben (rot):** Rote Trauben wirken dank ihrer Flavonoide ebenfalls entzündungshemmend. Sie sind gut für die allgemeine Herzgesundheit. In den Sommermonaten sind sie überall frisch zu kaufen.

- **Zitrusfrüchte:** Orangen, Mandarinen, Zitronen und Limetten stecken bis zum Rand voll mit Vitamin C, Kalzium und Folsäure. Sie stärken das Immunsystem und haben positive, verjüngende Auswirkungen auf die Haut.

GEMÜSE

- **Artischocken:** Sie enthalten viel Protein und wirken positiv auf das Immunsystem, die Nieren und die Leber. Sie können außerdem die Magen-Darm-Gesundheit unterstützen.

- **Brokkoli:** Brokkoli hat viele Vitamine und sekundäre Pflanzenstoffe. Er kann die Ausbreitung von Krebszellen hemmen! Tiefgekühlt ist er immer zu bekommen, frisch zu kaufen ist er von Mai bis November.

- **Grünkohl:** Grünkohl hat zwar den Ruf langweilig und nicht sehr schmackhaft zu sein, doch er enthält viel Vitamin C und K, Ballaststoffe Kalzium und Eisen. Grünkohl kann dem Körper helfen, sich von Toxoiden zu reinigen und kann das Risiko für Herzinfarkt senken. Frisch ist er von November bis Februar in den Lebensmittelmärkten erhältlich.

• **Ingwer:** Ingwer stärkt das Immunsystem und wirkt entzündungshemmend.

• **Kurkuma:** Kurkuma hat eine ganze Reihe von positiven Einflüssen: Sie wirkt entzündungshemmend, kann bei Depressionen helfen, kann Alzheimer und Krebs vorbeugen und steigert das allgemeine Wohlbefinden.

• **Rucola:** Rucola enthält Vitamin C, Calcium, Kalium, Folsäure und Beta-Carotin. April bis November findet man ihn in jedem Lebensmittelmarkt.

• **Sellerie:** Frisch erhältlich von Juli bis September weist der Sellerie viele Mineralstoffe und Vitamine auf. Er kann helfen, Giftstoffe aus dem Körper auszuspülen.

• **Sojabohnen:** Sojabohnen und jedes Produkt aus Soja eignet sich für die Sirtfood-Diät. Aminosäuren, Protein, wichtige Fettsäuren, Eisen und Ballaststoffe stecken darin. Es stärkt die Knochen und Muskeln und senkt den Bluthochdruck. In den meisten Lebensmittelgeschäften findet man das ganze Jahr über Sojaprodukte.

• **Tomaten:** Regional von März bis November aber ganzjährig verfügbar, sind Tomaten bei uns erhältlich. Sie enthalten Carotinoide, die Augenkrankheiten vorbeugen können. Außerdem wirken sie positiv auf das Herz-Kreislauf-System.

• **Zwiebeln und Knoblauch:** Ganzjährig und überall kann man Zwiebeln und Knoblauch kaufen. Viele Vitamine stecken in den scharfen Knollen. Die Verdauung wird unterstützt und sie wirken antibakteriell.

NÜSSE UND SAMEN

- **Buchweizen:** Als Fruchtsamen zählen Buchweizenkerne zum Getreide. Sie enthalten viel Protein, Ballaststoffe und Spurenelemente. Außerdem sind sie für jeden verträglich, da sie frei von Allergenen und Gluten sind. Sie können das Krebsrisiko senken und reduzieren den Blutzucker.
- **Leinsamen:** Unterstützen die Verdauung. Aber Achtung: wenn man Leinsamen verzehrt sollte man auf genügend Flüssigkeitszufuhr achten! Ansonsten droht eine Verstopfung.
- **Sonnenblumenkerne:** Enthalten gute Fette und senken den Blutzuckerspiegel.
- **Walnüsse:** Wirken positiv auf das Herz-Kreislaufsystem. Sie sind reich an Omega-3-Fettsäuren, Eisen, Kalium, und Zink.

GEWÜRZE UND KRÄUTER

- **Chili:** Chilis enthalten viel Vitamin C und stärken damit aktiv das Immunsystem.
- **Kapern:** Kapern wirken gegen Rheuma, können sich positiv auf Krebserkrankungen und das Herz-Kreislauf-System auswirken und können zum Zellschutz beitragen.
- **Liebstöckel:** Positive Wirkung bei Harnwegsinfektionen, Ekzemen und Rheuma.
- **Minze:** Reich an Antiallergenen, hilft bei Schlaflosigkeit, unterstützt die Verdauung und kann sich positiv auf Migräne auswirken.
- **Petersilie:** Petersilie wirkt antibakteriell, senkt den Blutdruck, unterstützt die Nieren und stärkt die Knochen. Es enthält viel Vitamin K, Magnesium, Kalium und Kalzium.

- **Zimt:** Reich an Antioxidantien wirkt es entzündungshemmend und senkt den Blutzuckerspiegel.

WEITERES

- **Dunkle Schokolade (80-85% Kakao-Anteil):** Zwei bis drei Stücke täglich können im Rahmen der Sirtfood-Diät genossen werden. Der Kakao in der Schokolade wirkt entzündungshemmend, unterstützt den Blutfluss und senkt das Risiko für einen Herzinfarkt.
- **Grüner Tee:** Grüner Tee kann Giftstoffe ausschwemmen und wirkt antibiotisch.
- **Kaffee:** Schwarz und ohne Zucker genossen kann Kaffee eine entzündungshemmende Wirkung haben.
- **Olivenöl:** Olivenöl schützt die Knochen und senkt den Cholesterinspiegel.
- **Rotwein:** Alkohol ist schädlich für den Körper und entzieht Nährstoffe, also unbedingt in Maßen genießen! Aber die Antioxidantien, die in Rotwein enthalten sind, können Entzündungen entgegenwirken, das Immunsystem stärken und die Neuronen im Gehirn unterstützen.

Sport

Um den optimalen Nutzen der Sirtfood-Diät zu gewährleisten, sollten wir unbedingt die gesunde Ernährung mit Sport kombinieren. Ideal ist es, wenn wir uns 30 Minuten am Tag bewegen.

Mit Sport und Bewegung können wir den Körperfettanteil reduzieren und Muskelmasse aufbauen. Durch größere Muskelmasse erhöhen wir unseren Grundbedarf an Kalorien, heißt, wir können mehr Essen zu uns nehmen, da es sich nicht in Fett umwandelt. Muskeln verbrauchen mehr Energie, die wir in Form von Nahrung liefern müssen. Durch Sport senken wir das Risiko für Fettleibigkeit und Diabetes. Sogar Depressionen und Ängste lassen sich durch Sport eindämmen.

Außerdem werden wir sehr schnell eine körperliche Veränderung an uns feststellen, wir werden uns fit, sexy und straff fühlen! Und das wird uns nur noch mehr anspornen. Sport kann wie eine Droge sein – einmal damit angefangen werden wir es nicht mehr missen wollen.

Allerdings sollten wir es in den ersten zwei Phasen der Sirtfood-Diät mit einem strengen Sportprogramm ruhig angehen lassen. Durch die drastisch verringerte Energiezufuhr ist unser Körper schon in einem Stresszustand, den wir nicht zwingend verstärken wollen. Wir wollen den Fokus aber nicht nur auf Ausdauertraining legen, sondern auch versuchen, Krafttraining zu betreiben. Wir müssen dafür aber nicht in ein Fitnessstudio – Kraftübungen kann man super auch zuhause ohne besonderes Equipment absolvieren.

Wir versuchen generell auch mehr Bewegung in unseren Alltag einzubauen! Auch eine gesteigerte Bewegung im Alltag wirkt schon wahre Wunder!

- Wir versuchen so oft wie möglich, zu Fuß zu gehen. Wir nehmen ab jetzt einfach immer die Treppe und machen hin und wieder einen kleinen Spaziergang in der Mittagspause.
- Wir vermeiden öffentliche Verkehrsmittel. Wenn möglich verzichten wir auch auf das Auto und fahren mit dem Fahrrad oder gehen zu Fuß!
- Wir dehnen und strecken uns immer mal wieder im Laufe des Tages!

Vorteile und Nachteile der Diät

NACHTEILE

Nichts auf der Welt funktioniert absolut perfekt und nur gut. Aufgrund dessen gibt es auch bei dieser Ernährungsform ein paar Punkte, die nicht nur vorteilhaft sind.

- Der schnelle Gewichtsverlust ist vor allem am Anfang auf die drastische Reduzierung der Kalorienaufnahme zurückzuführen.
- Um den Jo-Jo-Effekt zu vermeiden, müssen wir am Anfang unser Gewicht gut im Blick behalten, bis uns der neue Ernährungsplan in Fleisch und Blut übergegangen ist.
- Nur absolut gesunde Menschen können diese Diät durchführen.
- Nur 1000 Kalorien zu essen, kann am Anfang sehr schwer fallen.
- Wenn wir keine Zeit zum Kochen haben, wird es sehr schwer sein, diese Diät durchzuhalten.
- Wenn wir uns nicht mit gesunder Ernährung, Kalorienzählen oder Kochen auseinandersetzten, ist diese Diät nicht durchsetzbar.

VORTEILE

Aber die gute Nachricht: es gibt wirklich viele Vorteile dafür, die Sirtfood-Diät zu machen!

- Wir können viele leckere Lebensmittel genießen. Darunter Wein, Schokolade und süße Datteln.
- Die Diät ist lange durchführbar. Besonders die dritte Phase ist gut

dafür geeignet, eine dauerhafte Lebensweise zu sein.

• Der Anti-Aging Effekt wird gefördert und lässt uns jünger und besser aussehen.

• Sport ist gut in diese Diät einzubauen, da die Sirtuine den Muskelaufbau unterstützen.

• Es ist leicht, gesund zu kochen!

• Wir müssen auf nichts verzichten. Einladungen, Feste, Partys... alles ist mit der Sirtfood-Diät machbar.

• Manche Ärzte verordnen diese Diät sogar bei Stoffwechselstörungen! Das bedeutet, sie ist wirklich gut für unseren Körper.

• Fasten hat viele tolle Vorteile für uns – gerade in der ersten Phase der Diät kommen diese zum Tragen.

• Das Hautbild verbessert sich!

• Unser Körper entgiftet und entschlackt mit dieser Diät!

• Jeder Geschmack wird mit der Sirtfood-Diät bedient: Es gibt süße, deftige, salzige und pikante Lebensmittel und Rezepte.

• Auch als Berufstätige können wir diese Diät gut in unseren Alltag einplanen, da die Rezepte auch gut vorkochbar sind.

• Die Diät ist schon von vielen Personen mit Erfolg durchgeführt worden. Auch viele berühmte Persönlichkeiten konnten mit Sirtfood viel abnehmen!

• Wir dürfen alle Lebensmittel verwenden, was das Kochen und vor allem das Abnehmen ungemein erleichtert.

• Keine teuren Nahrungsergänzungen oder Shakes sind bei dieser Diät nötig.

• Die Diät kann jederzeit gestartet und gestoppt werden.

• Das Immunsystem wird durch die Sirtuine gestärkt.

Ernährungsplan

TAGESBEISPIELE

Um den Einstieg in die Diät zu erleichtern, finden wir hier für jede Phase der Diät ein Tagesbeispiel.

Phase 1 – Tag 1:

- **7:00 Uhr:** Wir starten ausgeruht in den Tag! Direkt nach dem Aufstehen trinken wir als erstes ein großes Glas Wasser, um unseren Flüssigkeitshaushalt wieder aufzufüllen. Wir können auch nach Belieben eine kleine Dehneinheit einbauen, um mit Schwung den Tag zu beginnen.
- **8:00 Uhr:** Wir trinken einen schwarzen Kaffee oder eine Tasse ungesüßten Tee. Wir achten aber generell darauf, den Tag über genügend Wasser zu trinken!
- **9:00 Uhr:** Jetzt trinken wir unseren ersten grünen Sirtfood-Saft. Gerade am Anfang ist er wahrscheinlich ein wenig gewöhnungsbedürftig, doch schon bald entfaltet er seine ganze Wirkung in unserem Körper.
- **12:00 Uhr:** Zu Mittag nehmen wir den zweiten grünen Saft zu uns.
- **15:00 Uhr:** Um diese Uhrzeit ist Zeit für Saft Nummer 3. Wenn wir möchten, trinken wir jetzt den letzten schwarzen Kaffee. Koffein bleibt bis zu acht Stunden im Körper und kann uns gegebenenfalls das Einschlafen erschweren.
- **18:00 Uhr:** Jetzt essen wir die erste feste Mahlzeit des Tages, das Abendessen! Wir können uns ein beliebiges Rezept aus diesem Buch aussuchen, unter Berücksichtigung der Kalorienzahl versteht sich. Es sollte aus diesem Buch stammen, um zu gewährleisten, dass wir möglichst viele Sirtfoods sinnvoll kombinieren.
- **19:00 Uhr:** Jetzt nehmen wir keine feste Nahrung mehr zu uns. Tee

oder Wasser sind aber gut geeignet!

- **22:00 Uhr:** Bevor wir zu Bett gehen, sollten wir noch einmal reflektieren, ob wir genügend Wasser über den Tag verteilt getrunken haben. Es sollten 1,5 bis 2 Liter gewesen sein! Wenn nicht, trinken wir noch ein großes Glas Wasser, bevor wir uns schlafen legen.

Phase 2 – Tag 4:

- **7:00 Uhr:** Nach dem Aufstehen trinken wir zuallererst ein großes Glas Wasser. Dann können wir eine Tasse schwarzen Kaffee oder zuckerfreien Tee trinken.
- **9:00 Uhr:** Jetzt trinken wir den ersten Sirtfood-Saft. Da heute schon der vierte Tag unserer Diät ist, sollten wir inzwischen an den Geschmack gewöhnt sein.
- **12:00 Uhr:** Ab heute dürfen wir zwei leckere Mahlzeiten aus dem Rezeptteil zu uns nehmen. Jetzt ist die Zeit für die erste Mahlzeit. Wir dürfen uns an dieser Stelle zwar aussuchen, was wir essen wollen, sollten aber die maximale Kalorienzahl von 1500 kcal am Tag nicht aus den Augen verlieren.
- **15:00 Uhr:** Zweiter grüner Sirtfood-Saft und gegebenenfalls eine weitere Tasse schwarzen Kaffees.
- **17:00 Uhr:** In dieser Phase können wir auch ein kleines Workout in unseren Tagesplan mitaufnehmen.
- **18:30 Uhr:** Zeit für ein leckeres, gesundes Sirtfood-Abendessen. Hier achten wir wieder auf die Gesamtkalorienzahl.
- **19:00 Uhr:** Ab jetzt nehmen wir nichts mehr zu uns, um unseren Körper über Nacht zu entlasten.
- **22:00 Uhr:** Um den Abnehmerfolg zu maximieren, sollten wir darauf achten, dass wir genug schlafen und rechtzeitig zu Bett gehen.

Phase 3 – Tag 15:

- **7:00 Uhr:** Auch in dieser Phase bleiben wir bei Wasser, Tee und schwarzem Kaffee.
- **9:00 Uhr:** Ab jetzt dürfen wir täglich drei Mahlzeiten zu uns nehmen. Die Gesamtkalorienbilanz beträgt 1800 kcal pro Tag.
- **11:00 Uhr:** Wir trinken weiterhin einen Sirtfood-Saft jeden Tag. Den größten Nutzen ziehen wir daraus, wenn wir ihn vormittags zu uns nehmen.
- **13:00 Uhr:** Jetzt essen wir etwas Leckeres aus dem Hauptmahlzeitenteil dieses Ratgebers.
- **15:00 Uhr:** Zeit für den letzten Kaffee des Tages. Dazu passt auch gut ein Stück dunkle Schokolade!
- **17:00 Uhr:** Jetzt machen wir ein Workout. In dieser Phase der Diät nehmen wir genug Kalorien zu uns, dass wir uns beim Sport so richtig auspowern können.
- **18:30 Uhr:** Jetzt dürfen wir unser Abendessen genießen. Wir achten weiterhin auf die 1800 Kcal. Wenn wir Lust haben, dann können wir jetzt auch ein Glas Rotwein trinken. Zwar nicht jeden Tag, aber ab und zu ist das absolut in Ordnung!
- **19:00 Uhr:** Noch ein Tee auf die Nacht und dann hat unser Bauch erstmal eine Ruhepause verdient.
- **22:00 Uhr:** Jetzt gehen wir bald schlafen, um für den nächsten Diät-Tag fit und ausgeruht zu sein.

JO-JO

Wir kennen das: Nach einer erfolgreichen Diät nehmen wir schnell wieder zu. Oft sogar noch mehr als wir vor der Diät auf den Rippen hatten!

Das ist der berühmt berüchtigte Jo-Jo-Effekt. Das passiert, weil durch die rasche Gewichtsreduktion auch der Energieverbrauch unseres Körpers geringer wird. Wenn wir schnell abnehmen, werden in erster Linie nicht Fettzellen verbrannt, sondern Muskeln abgebaut. Weniger Muskelzellen haben in der Folge, dass weniger Fettzellen verbraucht werden. Unser Körper fällt in eine Art Überlebensmodus und hält die Fettspeicher hartnäckig fest, um im Falle einer andauernden Hungersnot länger durchhalten zu können.

Nach einer Diät neigt man in 9 von 10 Fällen dazu, wieder ganz normal zu essen. Und genau das ist der Knackpunkt. Die aufgenommene Energie ist jetzt zu viel für unseren reduzierten Grundumsatz und wird sofort als Fettspeicher angelegt. Aufgrund der fehlenden Muskelmasse steigt also der Fettanteil im Körper an und unsere Körperzusammenstellung verschiebt sich zum Negativen.

Mit der Sirtfood-Diät passiert so etwas allerdings nicht! Wir machen keine Crash-Diät sondern ändern unsere Essensgewohnheiten nachhaltig. Sirtuine machen unseren Körper für Notzeiten fit, da sie Reparatur- und Langlebigkeitsenzyme sind. Sie sorgen aktiv dafür, dass Muskeln erhalten bleiben. Denn die Sirtuine haben das Ziel, unseren Körper für Notzeiten zu stärken und weniger Muskeln würden ihn schlichtweg schwächen. Dadurch, dass Muskelmasse aufgebaut wird, ändert sich unsere Körperzusammenstellung ins Positive. Und durch mehr Muskeln wird von allein noch mehr Fett verbrannt! Die Sirtfood-Diät sorgt also dafür, dass das verlorene Gewicht tatsächlich nur Fett ist.

Anti-Jo-Jo-Tipps

Trotzdem können wir einige Dinge tun, um aktiv auch in Zukunft eine ungewollte Zunahme auszuschließen.

- Wir essen weiterhin bewusst und planen viele Sirtfoods in unsere Mahlzeiten ein. Um Kalorien zu sparen, sollten wir darauf achten, dass unser Frühstück nicht zu gehaltvoll ist und viel Wasser zu trinken.

- Unsere Ernährung sollte weiterhin saisonal, regional, vollwertig und vor allem Bio sein!

- Wir hungern auf keinen Fall! Denn wir können den Hunger nicht besiegen. Wenn wir uns zu sehr quälen, ist das Risiko groß, zu ungesunden Lebensmitteln zu greifen.

- Wir vermeiden eine zu geringe Energiezufuhr, denn auch das kann unser Körpergewicht negativ beeinflussen. Durch die stufenweise Kalorienzufuhr während der Sirtfood-Diät, hat der Körper genügend Zeit, sich anzupassen.

- Kalorie ist nicht gleich Kalorie. Künstliche Speisen sind schlecht für unseren Körper, genauso wie zu viel Zucker und Fett. Wir sollten von Anfang an vermeiden „schlechte“ Lebensmittel zu kaufen.

- Wir gönnen uns trotz allem hin und wieder etwas. Ein Glas Rotwein, oder Schokolade, oder vielleicht sogar eine ganze „Schummel“-Mahlzeit? Ständiger Verzicht ist schlecht für die Moral und das Durchhaltevermögen! Wenn wir uns überwiegend gesund ernähren, fallen kleine Sünden nicht ins Gewicht. Balance ist hier das Stichwort!

- Wenn wir wenig Zeit haben, kochen wir uns unsere Mahlzeiten ganz einfach vor. Heißhunger hat damit keine Chance!

- Auf jeden Fall bleiben wir in Bewegung! Wenn wir noch keine Sportart haben, die uns Spaß macht, probieren wir einfach alles einmal aus. Wichtig ist einfach nur die Tatsache, dass wir aktiv bleiben.

- Wir sollten unser Gewicht im Blick behalten. Einmal pro Woche wiegen ist ideal, um Schwankungen rechtzeitig auszugleichen. Wenn alles doch einmal aus dem Ruder läuft können wir aber jederzeit Phase 1 und 2 der Diät wiederholen.

Rezepte fürs Frühstück

HEIDELBEER-FRISCHKÄSE-OATS

2 Portionen, 1 Portion = 295 kcal

Zutaten:

120g Naturjoghurt
50g Frischkäse
1 TL Kokosblütenzucker
2 EL Buchweizenflocken
4 Butterkekse
200g Heidelbeeren

Zubereitung:

Naturjoghurt, Kokosblütenzucker und Frischkäse miteinander vermengen. Heidelbeeren abspülen und nach dem Abtropfen in zwei Schüsseln aufteilen. Eine Hälfte unter die Joghurt-Frischkäse-Masse rühren. Buchweizenflocken in die Schüssel zufügen und alles gut verrühren.

Butterkekse grob zerbröseln und in zwei Gläser verteilen. Joghurt-Buchweizen-Creme darauf verteilen und alles kaltstellen. Gerne über Nacht quellen lassen! Vor dem Servieren, die restlichen Heidelbeeren auf den Oats verteilen.

PFIRSICH-LIMETTEN-CREME

2 Portionen, 1 Portion = 235 kcal

Zutaten:

1 Limette
2 Pfirsiche
250g Magerquark
200g Naturjoghurt
1 TL Akazienhonig

Zubereitung:

Die Limette gut abspülen, halbieren und den Saft einer Hälfte ausdrücken. Die Schale der anderen Hälfte abreiben. Pfirsiche waschen und um den Kern herum in kleine Stücke schneiden. In einer Schüssel Joghurt, Quark, Limettensaft und Honig gründlich verrühren. Pfirsichstücke und Limettenschale unter die Masse rühren und alles auf Gläser verteilen. Nach Bedarf kaltstellen.

KOKOS-HIRSE-MÜSLI MIT FRÜCHTEN

1 Portion, 874 kcal

Zutaten:

150g griechischer Joghurt
60g Hirseflocken
25g Kakao
½ Birne
50g Heidelbeeren
150g Erdbeeren
125g Himbeeren
25g Kokosnussflocken
1 TL Honig

Zubereitung:

Heidelbeeren und Himbeeren abspülen und trocknen lassen. Erdbeeren waschen, das Grün herausschneiden und die Frucht dann halbieren. Birne waschen, halbieren, Kerngehäuse entfernen und die Frucht in möglichst dünne Scheiben schneiden. Griechischer Joghurt mit den Kokosnussflocken und den Hirseflocken in ein Gefäß füllen und verrühren. Honig und Früchte unterrühren und zum Schluss alles mit Kakao bestäuben und genießen.

KNÄCKEBROT MIT HUMMUS UND LACHS

2 Portionen, 1 Portion = 253 kcal

Zutaten:

4 EL Zitronensaft
2 Knoblauchzehen
2 EL Sesampaste
½ TL Kreuzkümmel
100g Räucherlachs
4 Knäckebrote
200g Edamame Bohnen
Pfeffer
Salz

Zubereitung:

Für den Hummus die Edamame Bohnen ganz kurz in kochendem Wasser garen, dann abgießen und in einen Mixer schütten. Knoblauchzehen schälen, grob hacken und ebenfalls in den Mixer geben. Zitronensaft, Sesampaste, Salz und Pfeffer, Kreuzkümmel und 50ml in den Mixer zugeben und alles fein pürieren. Nach Bedarf mit Pfeffer und Salz mischen. Die Knäckebrote mit Hummus bestreichen und mit dem Lachs belegen. Nach Belieben mit Dill und Pfeffer garnieren.

SIRTFOOD-OBSTSALAT

2 Portionen, 1 Portion = 116 kcal

Zutaten:

1 TL Honig
10 rote Trauben
10 Heidelbeeren
1 Orange
1 Apfel
250ml grüner Tee (aufgebrüht)

Zubereitung:

Honig in den frischen Grüntee einrühren. Die Orange halbieren, eine Hälfte auspressen und den Saft ebenfalls in den Tee geben. Alles vermischen und die Flüssigkeit abkühlen lassen. Trauben und Heidelbeeren abspülen und trocknen lassen. Die andere Orangenhälfte schälen und Fruchtfleisch klein schneiden. Apfel waschen, vierteln, Kerngehäuse entfernen und den Rest in kleine Würfel schneiden. Orange und Apfel mit den Heidelbeeren in eine Schüssel füllen und alles vermischen. Die Grüntee-Honig-Orangen-Flüssigkeit über das Obst geben und durchziehen lassen. Dann servieren.

SCHOKO-NUSS-JOGHURT

2 Portionen, 1 Portion = 499 kcal

Zutaten:

300g griechischer Joghurt
50g Walnusskerne
125g Heidelbeeren
125g Himbeeren
30g Schokolade (mind. 80% Kakaoanteil)

Zubereitung:

Joghurt auf zwei Schälchen verteilen. Walnüsse grob mit einem Messer zerkleinern und darüber verteilen. Beeren abspülen, abtropfen lassen und ebenfalls über dem Joghurt verteilen. Schokolade fein raspeln und damit die Joghurt-Nuss-Masse garnieren und servieren.

MANGO-ERDNUSS-MÜSLI

1 Portion, 200 kcal

Zutaten:

20g Haferflocken
20g Erdnüsse
2 TL Agavendicksaft
Zimt
30g Mango
200ml Sojamilch

Zubereitung:

Haferflocken und Erdnüsse in einer Pfanne kurz ohne Öl anrösten. Agavendicksaft und eine Prise Zimt unterrühren und auf einem Teller verteilen. Auskühlen lassen. In der Zwischenzeit Mango schälen, den Kern entfernen und die Frucht würfeln. Müsli und Mango in eine Schüssel geben, Sojamilch darüber geben und alles vor dem Servieren vermischen.

RÄUCHERLACHS MIT SOJAJOGHURT UND RUCOLA

2 Portionen, 1 Portion = 261 kcal

Zutaten:

150g Räucherlachs
120g Sojajoghurt
40g Rucola
½ rote Zwiebel
1 EL Zitronensaft
2 TL Kapern
2 TL gehackte Petersilie
4 große Buchweizen-Plätzchen

Zubereitung:

Zwiebel schälen, halbieren und in dünne Ringe schneiden. Sojajoghurt, Zwiebeln, Petersilie und Kapern in eine Schüssel geben und alles vermischen. Dieses Gemisch auf Buchweizen-Plätzchen geben und den Räucherlachs und den Rucola darauf geben. Etwas Zitronensaft darüber träufeln und servieren.

BUCHWEIZENBROT

1 Portion = 234 kcal

Zutaten:

3 EL Chiasamen
500g Buchweizenmehl
6 EL Wasser
1 Karotte
80g Sonnenblumenkerne
45g Walnusskerne
2 TL Meersalz
50g Haferflocken
1 Pck. Backpulver
500ml Sojamilch
3 EL Ahornsirup
Kokosöl

Zubereitung:

Backofen auf 200°C vorheizen. Eine Kastenform mit Kokosöl einfetten und mit Mehl einstäuben. In einer Schüssel Chiasamen mit dem Wasser vermischen und mindestens 15 Minuten quellen lassen. In einer großen Schüssel Mehl, Haferflocken, Backpulver und Meersalz vermischen. Ahornsirup und Sojamilch unterrühren und alles für 15 Minuten ruhen lassen. Dann die Chia-Mischung zufügen und alles gut vermischen.

Karotte schälen und raspeln. Zu dem Teig zufügen und alles mit einem Stabmixer verrühren. Es sollte eine klebrige Teigmasse entstehen. Walnüsse grob zerkleinern und unter den Teig heben. Ebenso die Sonnenblumen unter den Teig heben. Diesen Teig in die Kastenform füllen und für ca. 50 Minuten in den Backofen schieben. Mit einem Holzstab die Garprobe machen und das Brot aus der Form stürzen. Vor dem Anschneiden vollständig auskühlen lassen.

CHIA-PUDDING MIT JOGHURT UND BEEREN

1 Portion, 217 kcal

Zutaten:

100g Erdbeeren
150g Magerquark
2 TL Chiasamen
1 TL Honig
25g rote Johannisbeeren
20g Joghurt

Zubereitung:

Erdbeeren putzen und den Stielansatz herausschneiden. Die Hälfte davon in einen Mixer geben und zerkleinern. Chia-Samen, Quark und Honig in eine Schüssel geben und mit dem Erdbeerpüree vermischen. Alles kaltstellen und quellen lassen. Die Johannisbeeren waschen und die restlichen Erdbeeren in Scheiben schneiden. Eine kleine Schüssel mit Erdbeerscheiben auslegen und die Puddingmasse darauf verteilen. Joghurt darüber träufeln und mit Johannisbeeren garnieren.

BEEREN-SCHOKO-MOUSSE

2 Portionen, 1 Portion = 211 kcal

Zutaten:

½ Zitrone
100g Seidentofu
1 EL Akazienhonig
1 Msp Kardamom
60g Heidelbeeren
60g Himbeeren
50g Schokolade (mind. 80% Kakao)
Salz

Zubereitung:

Die Schokolade in mittelgroße Stücke zerteilen und im Wasserbad schmelzen. Zitrone gut abwaschen und halbieren, dann die Schale von einer Hälfte fein abreiben. Seidentofu mit Honig, Salz, gemahlenem Kardamom in einem Mixer fein mixen. Zitronenschale und geschmolzene Schokolade zugeben und erneut alles vermixen. Die Masse auf zwei Schälchen verteilen und mindestens zwei Stunden im Kühlschrank fest werden lassen. Vor dem Servieren die Beeren waschen, trocknen lassen und auf der Mousse verteilen.

BUCHWEIZEN-GRANOLA

10 Portionen, 1 Portion = 237 kcal

Zutaten:
200g gekeimte Buchweizen
80g Walnüsse
80g Haselnüsse
150g getrocknete Beeren (nach Belieben)
2 EL Kokosöl
2 EL Ahornsirup

Zubereitung:
Den Ofen auf 160°C vorheizen. Das Kokosöl im Wasserbad schmelzen. Die Nüsse grob zerkleinern und zusammen mit dem Buchweizen in eine Schüssel geben. Kokosöl und Ahornsirup mit in die Schüssel geben und alles vermischen. Die Mischung auf ein mit Backpapier ausgelegtes Backblech gießen, verteilen und für 15 Minuten im Ofen backen.

Sobald die Masse auf der Oberseite braun wird, grob wenden. Backblech aus dem Ofen nehmen und das Granola für 10 Minuten abkühlen lassen, dann die Früchte unterheben. Portionsweise mit Milch oder Joghurt genießen.

GEFÜLLTE GURKENSCHIFFCHEN

1 Portion, 184 kcal

Zutaten:

¼ Salatgurke
1 TL Sonnenblumenkerne
3 Kirschtomaten
75g körniger Frischkäse
Basilikum

Zubereitung:

Gurkenstück waschen und längsseitig halbieren. Mit einem Löffel die Kerne auskratzen. Sonnenblumenkerne ölfrei in einer Pfanne anrösten. Tomaten waschen, den Strunk entfernen und dann in kleine Stücke schneiden. Den Frischkäse, die Sonnenblumenkerne und Tomaten in einer Schüssel vermischen und mit Salz und Pfeffer würzen. Die Gurkenhälften mit der Tomaten-Frischkäse-Masse füllen und mit Basilikum garnieren.

ERDNUSS-RIEGEL

1 Stück = 301 kcal

Zutaten:

150g Haferflocken
100g Honig
50g Hafer-Flakes
50g Rosinen
30g Butter
½ Orange
30g Vollrohrzucker
100g Erdnüsse

Zubereitung:

Den Saft der halben Orangen auspressen und die Erdnüsse fein hacken. Butter, Honig, und Zucker in einem Topf erhitzen und schmelzen lassen. Ein Teelöffel vom Orangensaft, Haferflocken, Haferflakes und Erdnüsse dazu geben und alles anrösten. Rosinen unterheben und die Masse auf ein mit Backpapier ausgelegtes Backblech verteilen. Das Backblech nun für 10 bis 15 Minuten in den Ofen bei 150°C schieben. Alles abkühlen lassen und dann in Riegelformen schneiden. Diese Riegel halten sich rund zwei Wochen lang.

HIMBEER-WALNUSS-PORRIDGE

2 Portionen, 1 Portion = 409 kcal

Zutaten:

50g Walnusskerne
1 reife Banane
60g Haferflocken
150g Himbeeren
1 EL Kakao-Nibs

Zubereitung:

Walnusskerne grob hacken. Die Banane schälen, in Stücke brechen und mit 300ml Wasser in einem Mixer pürieren. Dieses Bananenwasser mit den Walnüssen und Haferflocken in einen Topf geben, gut vermengen und unter ständigem Rühren aufkochen lassen. Bei niedriger Hitze quellen lassen, dabei stetig umrühren. In der Zwischenzeit Himbeeren abspülen und trocknen lassen. Das Porridge auf zwei Schalen verteilen und mit Himbeeren toppen. Zum Schluss Kakao-Nibs darauf verteilen und noch warm servieren.

AVOCADO-BRÖTCHEN

2 Portionen, 1 Portion = 457 kcal

Zutaten:

1 reife Avocado
4 EL Röstzwiebeln
1 EL Zitronensaft
6 Kirschtomaten
25g Rucola
1 TL Chilisoße
Meersalz
2 Brötchen nach Wahl

Zubereitung:

Avocado halbieren und Kern entfernen. Fruchtfleisch mit einem Messer vorsichtig kreuzweise einschneiden, dann mit einem Löffel auskratzen und in einer Schüssel mit einer Gabel zerdrücken. Fruchtfleisch mit Zitronensaft, Chilisoße und Meersalz abschmecken. Brötchen in zwei Hälften schneiden und nach Belieben kurz auf dem Toaster rösten. Dann beide Hälften mit Avocadocreme bestreichen. Tomaten waschen, halbieren und auf den Brötchen verteilen. Rucola waschen, trocknen lassen und klein schneiden oder klein zupfen. Rucola und Röstzwiebeln ebenfalls über den Brötchen verteilen und servieren.

SEITANBRATWÜRSTCHEN MIT RÜHREI

2 Portionen, 1 Portion = 515 kcal

Zutaten:

4 Seitanbratwürstchen
50ml Sojamilch
4 Eier
2 TL gehackte Petersilie
2 TL gehackter Dill
2 TL gehackter Majoran
2 rote Zwiebeln
2 TL Olivenöl
Meersalz
Pfeffer

Zubereitung:

Würstchen in einer Pfanne oder auf dem Grill braten, bis sie gleichmäßig braun sind. Eier mit Sojamilch, Petersilie und Dill in einem Gefäß verquirlen. Einen Teelöffel Olivenöl in einer separaten Pfanne erhitzen und das Ei-Gemisch bis zur gewünschten Konsistenz unter ständigem Rühren anbraten. Mit Salz und Pfeffer würzen. Die Zwiebeln schälen und möglichst fein würfeln. Majoran und Zwiebel in einer weiteren Pfanne mit Olivenöl goldbraun rösten. Rührei auf einen Teller geben und zusammen mit den Würstchen und den Zwiebeln servieren.

BUCHWEIZEN-PFANNKUCHEN MIT ERDBEEREN UND SCHOKOSOßE

8 Stück, 1 Stück = 331 kcal

Zutaten:

435ml Milch
150g Buchweizenmehl
1 Ei
2 EL Olivenöl
100g Schokolade (mind. 80% Kakaoanteil)
1 EL Schlagsahne
400g Erdbeeren
100g gehackte Walnüsse

Zubereitung:

350ml Milch, Mehl und Ei zu einem glatten Teig verrühren. Öl in einer Pfanne erhitzen und die Pfannkuchen darin ausbacken. Sie sollten von beiden Seiten schön goldbraun sein. Für die Schokosoße die Schokolade im Wasserbad schmelzen, 85ml Milch, die Sahne und einen Esslöffel Olivenöl zugeben und alles vermischen. Die Erdbeeren putzen, Grün herausschneiden und vierteln. Die Pfannkuchen auf Tellern anrichten und mit Schokosoße, Erdbeeren und Walnüssen toppen und servieren.

SIRTFOOD-BRÖTCHEN

6 Stück, 1 Stück = 177 kcal

Zutaten:

200g Skyr
2 Eier
3 EL gemahlene Flohsamenschalen
100g Buchweizenmehl
80g Haferflocken
1 EL Backpulver
1 EL Brotgewürz
2 TL Salz
2 TL Kurkuma
100ml lauwarmes Wasser

Zubereitung:

Den Backofen auf 180°C vorheizen. Alle Zutaten gut durchmischen, kurz quellen lassen und dann alles mit den Händen ordentlich verkneten. Den Teig in sechs Stücke teilen und mit den Händen kleine Bälle formen. Auf einem Backblech mit Backpapier mit ausreichend Abstand verteilen und ca. 30 Minuten lang backen. Vor dem Verzehr auskühlen lassen und genießen.

MATCHA-SMOOTHIE-SCHALE

2 Portionen, 1 Portion = 510 kcal

Zutaten:

1 Avocado
1 Banane
30g Babyspinat
1 EL Blütenhonig
1 TL Matcha Pulver
1 Handvoll Beeren nach Wahl
1 Handvoll Walnüsse
1 Stück Ingwer (ca. 2cm)
1 Prise Meersalz

Zubereitung:

Die Avocado halbieren, den Kern entfernen und das Fruchtfleisch auslöffeln. Ingwer schälen und klein schneiden, Banane schälen und grob zerbrechen. Die Walnüsse grob zerkleinern. Avocado, Banane, Babyspinat, Honig, Matcha, Ingwer und eine Prise Salz in den Mixer füllen und alles fein pürieren. Wasser zufügen, bis die gewünschte Cremigkeit erreicht ist. Die Smoothie-Creme in zwei Schüsseln verteilen und mit gehackten Walnüssen und Beeren toppen. Dann servieren.

WALNUSS-BERGKÄSE-OMELETTE

2 Portionen, 1 Portion = 494 kcal

Zutaten:

1 rote Zwiebel
4 Eier
2 EL Milch
1 Stange Frühlingszwiebeln
1 Handvoll Walnüsse
50g Bergkäse
Olivenöl

Zubereitung:

Die Zwiebel pellen und klein schneiden, Frühlingszwiebel putzen und in feine Ringe schneiden. Milch und Eier in einer Schüssel verquirlen. Den Bergkäse in Würfel schneiden. Walnüsse grob zerkleinern und ohne Öl kurz anrösten. Dann herausnehmen und beiseitestellen. Olivenöl in der Pfanne erhitzen und die Hälfte der Ei-Masse eingießen. Kurz stocken lassen, dann mit der Hälfte der Frühlingszwiebel, den Walnüssen und den Bergkäse bestreuen und zusammenklappen. Kurz weiterbraten und dann herausnehmen. Die andere Hälfte der Zutaten genauso zubereiten und servieren.

HERZHAFTES BUCHWEIZEN-OMLETTE

2 Portionen, 1 Portion = 841 kcal

Zutaten:

400g Blattspinat
200g Fetakäse
100g geriebener Parmesan
100g Buchweizenmehl
1 Knoblauchzehe
½ Zwiebel
2 EL Rapsöl
2 Eier
125ml Milch
Salz
Pfeffer

Zubereitung:

Mehl, einen Esslöffel Öl, Eier, Milch und eine Prise Salz zu einem Teig verrühren. Zwiebel und Knoblauch pellen, in kleine Würfel schneiden und in einer Pfanne mit Öl andünsten. Spinat hinzufügen, alles kurz braten lassen und mit Salz und Pfeffer würzen. Feta würfeln und in die Pfanne zum Spinat zugeben. In einer separaten Pfanne vier Omeletts ausbacken und mit der Spinat-Feta-Masse füllen. Die Omeletts einrollen und mit geriebenem Parmesan bestreuen. Dann servieren.

BUCHWEIZEN-APFELRINGE

1 Portion ca. 470 kcal

Zutaten:

20g Butter
200ml Buttermilch
1 Ei
100g Buchweizenmehl
50g Dinkelmehl
1 TL Backpulver
1 TL Zimt
1 Apfel

Zubereitung:

Butter im Wasserbad schmelzen lassen. Buttermilch mit dem Ei verquirlen und geschmolzene Butter zufügen. Zimtpulver mit dem Buchweizenmehl und dem Dinkelmehl mischen und unter die Ei-Masse rühren. Apfel putzen, und mit einem Apfelentkerner das Kerngehäuse entfernen. Dann den Apfel in ca. 0,5cm breite Ringe schneiden. Eine Pfanne erhitzen und Apfelringe erst in den Teig tauchen und dann in der Pfanne von beiden Seiten knusprig anbraten. Noch warm servieren.

MANDEL-PAPRIKA-AUFSTRICH

Pro Portion ca. 235 kcal

Zutaten:

2 rote Paprika
2 Tomaten
1 Knoblauchzehe
2 EL Olivenöl
Chilipulver
Salz
Pfeffer
4 Thymianzweige
2 EL Mandeln (geröstet und gesalzen)

Zubereitung:

Paprika waschen, Kerne herausschneiden und Fruchtfleisch in kleine Würfel schneiden. Tomaten waschen, Grün herausschneiden und den Rest würfeln. Dabei den Saft auffangen. Knoblauch schälen und fein hacken. Thymian waschen, Blätter abzupfen und ebenfalls klein hacken. Olivenöl in einer Pfanne erhitzen und die Paprika dann darin scharf anbraten. Hitze reduzieren und Knoblauch, Thymian, Salz, Pfeffer und Chilipulver zufügen und kurz mitbraten.

Tomaten und Tomatensaft unterrühren und alles ca. 15 Minuten mit geringer Hitze garen. Alles abkühlen lassen und zusammen mit den Mandeln in einem Mixer fein pürieren. Dann alles in ein geeignetes Gefäß, z.B. Ein Schraubglas füllen und im Kühlschrank aufbewahren.

BASILIKUM-LACHS-OMELETTE

1 Portion, 428 kcal

Zutaten:

2 Eier
15g Rucola
1 TL Olivenöl
2 TL Basilikum (frisch)
120g Räucherlachs

Zubereitung:

Eier in einer Schüssel verquirlen. Rucola waschen, trocken schütteln und klein zupfen. Räucherlachs in kleine Stücke schneiden. Alles zu den Eiern geben und vermischen. Basilikum unterrühren und die Eimasse in eine heiße Pfanne mit Olivenöl geben. Omelette stocken lassen und zusammenklappen. Darauf achten, dass nichts anbrennt, gegebenenfalls Hitze reduzieren. Vor Servieren nach Bedarf mit Basilikum bestreuen.

Rezepte fürs Mittag- und Abendessen

BROT MIT PFIFFERLINGEN

1 Portion, 384 kcal

Zutaten:

300g Pfifferlinge
1 Knoblauchzehe
1 Schalotte
Thymian
Rosmarin
1 EL Butter
2 Scheiben Vollkornbrot
1 TL Olivenöl

Zubereitung:

Die Pfifferlinge waschen und den Knoblauch und die Zwiebel schälen und fein hacken. Butter in einer Pfanne erhitzen und darin Zwiebel und Knoblauch anbraten. Hitze reduzieren und Pilze in die Pfanne zufügen. In der Zwischenzeit Rosmarin und Thymian fein hacken und in die Pfanne zugeben. Das Brot mit etwas Butter bestreichen und die Pilzmasse darauf geben und warm genießen.

RINDERSTEAK MIT RUCOLA UND TOMATEN

1 Portion, 722 kcal

Zutaten:

1 Rindersteak
100g Cherrytomaten
20g Rucola
Rosmarin
30g Butter
1 EL Olivenöl

Zubereitung:

Butter und Öl zusammen in einer Pfanne erhitzen und Steak darin mit dem Rosamarin von beiden Seiten anbraten. Salzen und pfeffern und Steak aus der Pfanne nehmen. Rucola waschen und auf einem Teller anrichten. Tomaten waschen und halbieren, dann ebenfalls auf dem Teller anrichten. Steak auf den Rucola und die Tomaten betten und servieren.

GRIECHISCHER SALAT

4 Portionen, 1 Portion = 176 kcal

Zutaten:

2 große Tomaten
1 Salatgurke
2 Radieschen
100g Fetakäse
50g schwarze Oliven ohne Stein
2 EL Zitronensaft
3 EL Olivenöl

Zubereitung:

Die Gurken und Radieschen waschen und in Scheiben schneiden. Tomate waschen, entkernen und würfeln, Feta abtropfen lassen und ebenfalls würfeln. Oliven der Länge nach halbieren und mit dem Gemüse und dem Feta in eine Schüssel geben und mit Zitronensaft und Olivenöl anmachen.

SPIEGELEI MIT GEMÜSE

1 Portion, 402 kcal

Zutaten:

2 Eier
150g grüne Bohnen
50g Paprika
50g Rosenkohl
30g Erbsen
1 Schalotte
1 EL Olivenöl

Zubereitung:

Die Bohnen gründlich abspülen und grob zerkleinern, dann in einem Topf für ca. fünf bis sechs Minuten kochen und abgießen. Paprika waschen, entkernen und in große Würfel schneiden, Rosenkohl waschen und halbieren. Schalotte schälen, fein würfeln und in Öl anschwitzen. Bohnen, Rosenkohl, Erbsen und Paprika zugeben und alles anbraten und mit Salz und Pfeffer würzen. Das Gemüse an den Rand der Pfanne schieben und die Eier in die Mitte aufschlagen. Die Spiegeleier ausbraten und salzen. Dann alles direkt aus der Pfanne servieren.

SALAT MIT SCHAFSKÄSE UND HÄHNCHEN

2 Portionen, 1 Portion = 459 kcal

Zutaten:

80g Schafskäse
80g Hähnchenbrust
120g Karotten
150g Rote Beete
1 Handvoll blaue Weintrauben
2 Handvoll Blattsalat nach Wahl
2 EL Holunderbeersaft
3 EL Sonnenblumenkerne
2 EL Apfelessig
1 TL Ahornsirup
2 EL Olivenöl
Kresse
Pfeffer
Salz

Zubereitung:

Holunderbeersaft, Ahornsirup, Apfelessig und Olivenöl für das Dressing vermischen und mit Pfeffer und Salz würzen. Sonnenblumenkerne in einer Pfanne ölfrei anrösten. Weintrauben waschen und halbieren, die Karotten und Rote Bete waschen und in Würfel schneiden.

Hähnchenbrust im Ganzen anbraten und sobald sie durch ist, in kleine Stücke schneiden. Salat putzen, trockenschleudern und klein zupfen. Den Käse würfeln. Alle Zutaten in einer Schüssel vermischen und das Dressing darüber gießen. Mit den Sonnenblumenkernen und der Kresse toppen.

THUNFISCHSALAT

1 Portion, 221 kcal

Zutaten:

40g Quinoa
1 Dose Thunfisch Filets
8 Cherrytomaten
10g Romanasalat
20g Rucola
20g Zwiebeln
1 Limette
30g Granatapfelkerne

Zubereitung:

Den Quinoa gründlich abspülen und dann nach Packungsanleitung garen. Die Limette auspressen und den Saft über den Quinoa geben und salzen und pfeffern. Den Thunfisch abtropfen lassen. Tomaten, Salat und Rucola putzen und gegebenenfalls klein zupfen, dann in einer Schale vermengen. Zwiebeln pellen, klein hacken und daruntermischen. Thunfisch unter den Salat mischen und alles vor dem Servieren mit Granatapfelkernen toppen.

BOHNENEINTOPF

1 Portion, 536 kcal

Zutaten:

1 EL Olivenöl
50g rote Zwiebeln
30g Karotten
30g Stangensellerie
1 Knoblauchzehe
½ Chili
Italienische Kräuter
1 EL Tomatenmark
200ml Gemüsebrühe
400g gestückelte Tomaten (Konserve)
200g gemischte Bohnen (Konserve)
50g Grünkohl
1 EL Petersilie
40g Buchweizen

Zubereitung:

Gemüse putzen und zerkleinern. Zwiebel und Knoblauch schälen und möglichst klein würfeln. Karotte, Sellerie, Chili, Zwiebel und Knoblauch in eine Pfanne geben, anbraten und mit den Kräutern würzen. Tomaten, Tomatenmark, Bohnen und Gemüsebrühe hinzufügen und alles ca. 30 Minuten köcheln. Zwischenzeitlich den Buchweizen nach Packungsanleitung kochen. Grünkohl und Buchweizen zum Eintopf zugeben und weitere fünf bis zehn Minuten kochen. Vor dem Servieren mit Petersilie garnieren.

FRUCHTIGER GEMÜSE-SALAT

4 Portionen, 1 Portion = 606 kcal

Zutaten:

1200g Grapefruit
400g Avocado
2 Frühlingszwiebeln
2 TL Kardamom
½ Zitrone
3 EL Olivenöl
2 EL Honig
40g Kresse

Zubereitung:

Die Grapefruits schälen und einzelne Filets herauslösen. Den Saft auffangen. Die Avocado halbieren, den Kern entfernen und das Fruchtfleisch vorsichtig herauslösen. In Spalten schneiden. Frühlingszwiebel abspülen und in feine Ringe schneiden. Die Zitrone auspressen und dabei den Saft in einer Schüssel auffangen.

Für das Dressing den Grapefruitsaft, 2 Teelöffel Zitronensaft, Öl, Honig, Kardamom, Salz und Pfeffer vermischen. Grapefruitfilets, Avocado und Frühlingszwiebeln in eine Schüssel füllen und mit dem Dressing anmachen. Alles gut durchmischen und vor dem Servieren mit Kresse toppen.

CHILI-LIMETTEN-TINTENFISCHRINGE

2 Portionen, 1 Portion = 808 kcal

Zutaten:

350g Tintenfisch in Ringe geschnitten
200g grobes Buchweizenmehl
4 TL Chilisoße
1 Chili
6 TL Limettensaft
10 TL Olivenöl
2 Eier

Zubereitung:

Eier aufschlagen und in einer Schale verquirlen. Buchweizenmehl in ein zweites Gefäß füllen. Olivenöl in einer großen Pfanne erhitzen. Tintenfischringe salzen und pfeffern, in die Schale mit Ei tauchen und dann im Buchweizenmehl wälzen. In die Pfanne geben und von beiden Seiten gut anbraten. Die Chili klein hacken und mit dem Limettensaft, der Chilisoße vermengen und als Dip zu den Tintenfischringen reichen.

LACHSFILET MIT DIP

1 Portion, 809 kcal

Zutaten:

200g Lachsfilet
2 EL Olivenöl
2 EL Quark
1 EL Joghurt
2 EL gehackter Dill
2 EL Zitronensaft
1 TL Agavendicksaft

Zubereitung:

Den Ofen auf 175°C vorheizen. Das Lachsfilet abwaschen, trocken tupfen und in einer Pfanne mit dem Öl von beiden Seiten kurz bei mittlerer Hitze anbraten. Die Pfanne dann für ca. zehn Minuten in den Backofen stellen. Quark, Joghurt, Zitronensaft, Agavendicksaft und Dill zu einem Dip vermischen und zum Lachs servieren.

PARMESAN-SALAT MIT COCKTAILTOMATEN

1 Portion, 440 kcal

Zutaten:

2 EL Olivenöl
2 EL Balsamico
1 Schalotte
1 kleine Knoblauchzehe
1 TL Honig
½ TL Senf
100g gemischter Blattsalat
10 Cocktailtomaten
1 EL Pinienkerne
Parmesan

Zubereitung:

Schalotte und Knoblauch von der Schale befreien, fein hacken und dann mit Öl, Balsamico, Senf und Honig vermischen. Mit Salz und Pfeffer würzen. Tomaten waschen, halbieren und auf einem Teller schön anrichten. Den Salat waschen und klein zupfen, dann ebenfalls auf dem Teller anrichten. Pinienkerne kurz anrösten und dann über den Salat streuen. Das Dressing über den Salat geben, alles vermischen und zum Abschluss kurz vor dem Servieren den Parmesan frisch darüber hobeln.

SÜßKARTOFFEL-CURRY MIT REIS

4 Portionen, 1 Portion = 575 kcal

Zutaten:

200g Basmati-Vollkornreis
800g Süßkartoffeln
1 EL Sesamöl
30g grüne Currypaste
½ Limette
300ml Gemüsebrühe
200ml Kokosmilch
10g Petersilie

Zubereitung:

Den Reis nach Packungsanleitung kochen. Die Süßkartoffeln schälen und in kleine Stücke schneiden. Das Sesamöl in einer Pfanne erhitzen und die Kartoffelwürfel darin kurz anschwitzen. Currypaste dazugeben und alles kurz bei hoher Hitze zusammen garen. Die Limette auspressen und den Saft mit der Brühe und der Kokosmilch mischen und in die Pfanne dazugeben. Fünf Minuten einkochen und dabei gelegentlich umrühren. Das Curry mit Salz und Pfeffer abschmecken und zum fertigen Reis servieren. Mit frischer Petersilie toppen.

BUCHWEIZEN-PASTA MIT KÜRBIS

1 Portion, 627 kcal

Zutaten:

150g Hokkaido Kürbis
Chilipulver
100g Buchweizennudeln
1 rote Zwiebel
2 Knoblauchzehen
1 EL Olivenöl
1 TL Rosmarin
1 EL Petersilie

Zubereitung:

Den Ofen auf 200°C vorheizen. Kürbis in mittelgroße Würfel schneiden und mit dem Chilipulver und Salz und Pfeffer würzen. Die gewürzten Kürbiswürfel auf einem Backblech auf Backpapier verteilen und für ca. zwölf Minuten backen. Nudeln nach Packungsanweisung kochen und abgießen. Knoblauch und Zwiebeln pellen und fein würfeln, dann in etwas Öl in der Pfanne anbraten. Rosamarin klein hacken und zusammen mit den fertigen Nudeln in die Pfanne zugeben und alles vermischen. Den Kürbis aus dem Ofen nehmen und unter die Nudeln heben. Vor dem Servieren alles mit Petersilie bestreuen.

WINTERGEMÜSE-SUPPE

2 Portionen, 1 Portion = 300 kcal

Zutaten:

275g Grünkohl
1 rote Zwiebel
1 EL Olivenöl
1 EL Paprikapulver
650ml Gemüsebrühe
240g Kichererbsen (Konserve)
4 Tomaten
1 TL Honig
1 Zitrone

Zubereitung:

Den Grünkohl waschen und in siedendem Salzwasser ca. fünf Minuten garen. Mit kaltem Wasser abschrecken, um die Farbe und den Biss zu erhalten und grob zerkleinern. Die Zwiebel schälen und würfeln. Gemeinsam mit dem Grünkohl in einem Topf in Öl andünsten. Das Paprikapulver einrühren und die Gemüsebrühe hinzufügen. Alles für ca. 20 Minuten kochen. Die Kichererbsen aus der Dose in ein Sieb gießen, gründlich abspülen und in den Topf dazu geben. Alles für weitere zehn Minuten kochen lassen.

Die Tomaten gründlich waschen und grob klein schneiden. Dann in den Topf dazugeben und alles gut vermengen. Die Zitrone gründlich waschen und die Schale direkt in die Suppe abreiben. Den Honig einträufeln und alles verrühren. Die Suppe probieren und gegebenenfalls mit Salz und Pfeffer nachwürzen.

TOFU MIT BROKKOLI UND BLUMENKOHL

1 Portion, 414 kcal

Zutaten:

100g Tofu
80g Blumenkohl
100g Brokkoli
2 Schalotten
1 TL Kurkuma
2 EL Olivenöl
1 EL Sojasoße
1 TL Ingwer, gerieben
Kreuzkümmel
Petersilie

Zubereitung:

Den Backofen auf 180°C vorheizen. Schalotten schälen und in Viertel schneiden. Blumenkohl und Brokkoli putzen und möglichst in Röschen zerteilen. Den Tofu würfeln und alles mit Olivenöl vermengen und mit der Sojasoße, den Gewürzen und dem Ingwer anmachen. In eine ofenfeste Form füllen und alles für etwa 20 Minuten backen. Die Form nach Ende der Garzeit herausnehmen und das Gericht vor dem Servieren mit Petersilie bestreuen.

HÄHNCHEN-CURRY MIT KARTOFFELN UND GRÜNKOHL

4 Portionen, 1 Portion = 672 kcal

Zutaten:

600g Hähnchenbrust
4 EL Olivenöl
3 EL Kurkuma
2 rote Zwiebeln
2 Chili
3 Knoblauchzehen
1 EL Ingwer, gehackt
1 EL Currypulver
400g gestückelte Tomaten
500ml Hühnerbrühe
200ml Kokosmilch
2 Stück Kardamom
1 Zimtstange
600g Kartoffeln (vorwiegend festkochend)
10g Petersilie
175g Grünkohl
5g Koriander

Zubereitung:

Die Hähnchenbrust in kleine Würfel schneiden und mit einem Teelöffel Öl und einem Teelöffel Kurkuma in einer Schale vermengen. Für ca. eine halbe Stunde ruhen lassen. Dann das Hähnchen in einer Pfanne ölfrei kurz mit großer Hitze anbraten. Beiseitestellen.

Chili gründlich abspülen, der Länge nach halbieren, die Kerne auskratzen und anschließend in Ringe schneiden. Die geschälte Zwiebel und Knoblauch mit dem Ingwer in einem Esslöffel Öl in einer erhitzten Pfanne anbraten. Currypulver und Kurkuma untermischen und alles weitere zwei Minuten braten. Tomaten, Kokosmilch, Hühnerbrühe, Kardamom und die Zimtstange zufügen und alles ca. 60 Minuten garen.

Zwischenzeitlich den Ofen auf 220°C vorheizen. Die geschälten Kartoffeln grob würfeln. Ca. zehn Minuten in leicht gesalzenem Wasser kochen, abgießen und dann mit Olivenöl bestreichen und mit Gewürz bestreuen. Auf ein Backblech verteilen und alles für ca. 30 Minuten in den Ofen schieben. Wenn das Curry ca. 45 Minuten gekocht hat, werden der Koriander, der Grünkohl und das Hähnchen dazu gegeben. Das Curry zu den Kartoffeln servieren.

RINDERPFANNE MIT BROKKOLI

4 Portionen, 1 Portion = 388 kcal

Zutaten:

4 Rindersteaks
1 Kopf Brokkoli
2 rote Zwiebeln
2 TL Sojasoße
1 Knoblauchzehe
2 TL Teriyakisoße
½ TL Limettensaft
2 TL Olivenöl

Zubereitung:

Den geputzten Brokkoli in Röschen teilen. In Salzwasser bissfest kochen. In der Zwischenzeit Zwiebeln und Knoblauch von der Haut befreien und klein würfeln. Die Rindersteaks in Streifen schneiden und zusammen mit den Zwiebeln und dem Knoblauch in einer Pfanne mit Öl scharf anbraten. Die Soßen zusammen mit dem Limettensaft in ein Gefäß geben, vermischen und über das Fleisch gießen. Den Brokkoli abgießen, mit kaltem Wasser abschrecken und in die Pfanne dazu zugeben. Alles für weitere drei Minuten garen, gegebenenfalls salzen und pfeffern und anschießend servieren.

COUSCOUS-SALAT

2 Portionen, 1 Portion = 381 kcal

Zutaten:

250g Couscous (gekocht)
1 Paprika
2 Tomaten
1/3 Gurke
80g Feta
½ Bund Petersilie
1 Schalotte
50g Tomatenmark
Chili
1 EL Olivenöl
Zitronensaft

Zubereitung:

Den Couscous zubereiten. Gurke, Tomaten und Paprika abspülen, entkernen und zerkleinern. Den Feta abgießen und ebenfalls in Würfel schneiden. Das Dressing zubereiten, die Schalotte schälen und fein hacken. Petersilie kalt abspülen, trocken schütteln und dann in kleine Stücke zupfen. Zusammen mit dem Tomatenmark, dem Zitronensaft und dem Olivenöl vermischen und alles über das Gemüse gießen. Alles miteinander vermischen und mit Salz und Pfeffer würzen.

GEMÜSENUDELN

2 Portionen, 1 Portion = 363 kcal

Zutaten:

200g grüner Spargel
200g Zucchini
1 TL Olivenöl
100ml Rotwein
150ml Gemüsebrühe
100ml Kochsahne
6-8 Stiele glatte Petersilie
100g Bandnudeln
1 Schalotte

Zubereitung:

Den Spargel waschen und schälen, gegebenenfalls die holzigen Enden abschneiden. Mit einem Sparschäler in Streifen schneiden. Die Zucchini putzen und ebenfalls mit dem Sparschäler in Streifen schneiden. Die Schalotten von der Schale befreien und dann fein haken. Die Petersilie putzen und in kleine Stücke zupfen. Die Schalotten in einer geeigneten Pfanne in etwas Olivenöl andünsten.

Nudeln, Spargel und Zucchini zusammen in einem Topf mit Salzwasser bis zur Bissfestigkeit garen. Die Schalotten mit der Brühe und dem Rotwein ablöschen und schließlich die Sahne unterrühren. Mit Salz und Pfeffer würzen. Die Nudeln anrichten und die Soßen darüber gießen. Vor dem Servieren mit der frischen Petersilie bestreuen.

TORTILLA MIT SPINAT

2 Portionen, 1 Portion = 389 kcal

Zutaten:

2 Tortillafladen
200g Räuchertofu
2 Schalotten
1 Knoblauchzehe
Thymian
1 Limette
150g Blattspinat
150g braune Champignons
1 TL Olivenöl
4 EL Sojamilch
2 TL Currypulver
½ TL Schwarzkümmel
½ TL Chiliflocken

Zubereitung:

Die Pilze putzen, den Stil herauslösen und den Kopf in Streifen schneiden. Von Schalotte und Knoblauch die Schale entfernen und dann fein hacken. Thymian abzupfen und hacken. Spinat putzen. Schalotte und Knoblauch in Olivenöl andünsten, bis die Zwiebel glasig ist. Spinat zugeben und mitbraten, bis der Spinat in sich zusammenfällt. Pilzscheiben mit anbraten und alles mit Salz, Pfeffer und Thymian abschmecken.

Tofu und Sojamilch in eine Schale geben und mit einem Pürierstab fein zerkleinern. Die Masse mit Pfeffer und Salz abschmecken und gleichmäßig über eine Hälfte der jeweiligen Tortillafladen verteilen. Die andere Hälfte der Fladen mit Chiliflocken, Thymian und Schwarzkümmel bestreuen. Spinat und Pilze in die Fladen geben und die Tortillas falten. Kurz in der Pfanne anrösten und servieren.

PUTENSCHNITZEL MIT BLUMENKOHLREIS

1 Portion, 526 kcal

Zutaten:

150g Blumenkohl
1 Knoblauchzehe
40g rote Zwiebeln
1 Chili
1 Stück Inger (ca. 2cm)
2 EL Olivenöl
2 TL Kurkuma
30g getrocknete Tomaten
10g Petersilie
150g Putenschnitzel
1 TL Salbei
½ Zitrone
1 EL Kapern

Zubereitung:

Den Blumenkohl gründlich waschen und Blätter abzupfen. Grob zerkleinern und im Mixer schreddern, bis die „Krümel" in etwa die Größe von Reis haben. Knoblauch und Zwiebel zum Braten vorbereiten. Chili waschen und in feine Ringe schneiden, Ingwer schälen und klein hacken. Öl in einer Pfanne erhitzen, Zwiebel, Knoblauch, Chili und Ingwer kurz darin heiß anbraten und dann den Blumenkohl dazu geben. Alles mit dem Kurkuma vermengen und ca. eine Minute braten.

Tomate gründlich mit kaltem Wasser abspülen und in kleine Würfel schneiden. Petersilie abbrausen, trocken schütteln und fein hacken. Die Pfanne vom Herd ziehen und Tomatenwürfel und Petersilie untermischen. Währenddessen das Putenschnitzel mit Öl und Salbei marinieren und von beiden Seiten in einer separaten Pfanne anbraten. Zitrone auspressen und deren Saft mit den Kapern, einem Esslöffel Wasser und einer Prise Salz zum Fleisch in die Pfanne füllen. Nach kurzem Vermischen und Anbraten alles aus der Pfanne nehmen und mit dem Blumenkohlreis servieren.

MUSCHELN IN ROTWEINSOẞE

2 Portionen, 1 Portion = 393 kcal

Zutaten:

500g frische Muscheln
4 TL Butter
400ml Rotwein
250g Tomaten
1 Knoblauchzehe
1 Frühlingszwiebel
2 TL Zitronensaft

Zubereitung:

Den Knoblauch schälen und fein zerkleinern. Die Tomaten abspülen und klein würfeln. Butter in einem Topf zergehen lassen und Knoblauch und Tomaten darin andünsten. Die Muscheln, den Rotwein und den Zitronensaft dazugeben und abgedeckt ca. 30 Minuten garen, bis die Muscheln sich öffnen. Frühlingszwiebeln in der Zwischenzeit putzen und in Ringe schneiden. Die Muscheln aus dem Topf schöpfen und mit dem Sud als Soße anrichten. Vor dem Servieren mit Frühlingszwiebeln garnieren.

QUINOA-ONE-POT

1 Portion, 612 kcal

Zutaten:

1 Knoblauchzehe
1 Chili
Ingwer gerieben
1 TL Olivenöl
80g Quinoa
150ml Gemüsebrühe
4 Kirschtomaten
2 EL schwarze Bohnen (vorgegart)
1 EL Mais
Koriander
¼ Avocado
Petersilie
½ Limette

Zubereitung:

Knoblauch zum Braten vorbereiten und mit Chili und Ingwer in Öl in einem Topf andünsten. Den Quinoa trocken zugeben und alles kurz anrösten, dann die Brühe zugeben und alles aufkochen. Die Tomaten abspülen, in der Mitte durchschneiden und zusammen mit dem Mais und den Bohnen in den Topf schütten. Mit Salz, Pfeffer und Koriander würzen. Die gewürfelte Avocado in den Topf geben. Alles gut verrühren und ca. 15 Minuten mit geschlossenem Deckel auf mittlerer Hitze garen. Vor dem Servieren mit Petersilie und Limette toppen.

SPINATPFANNE

2 Portionen, 1 Portion = 240 kcal

Zutaten:

2 Eier
500g Blattspinat (tiefgefroren)
1 Schalotte
1 Knoblauchzehe
3 EL Butter
Muskat

Zubereitung:

Den Backofen auf 220°C vorheizen. Schalotte und Knoblauch schälen und fein hacken. In einer Pfanne kurz erhitzen, dann Spinat zugeben. Alles garen, bis der Spinat aufgetaut und gar ist. Anschließend in eine ofenfeste Form füllen und die Eier darüber aufschlagen. Im Ofen backen, bis die Eier fest sind. Mit Muskat würzen und servieren.

GARNELEN-VOLLKORN-SPAGHETTI

2 Portionen, 1 Portion = 502 kcal

Zutaten:

50g Vollkornspaghetti
200g Garnelen
250g Cocktailtomaten
50g Parmesan
1 Knoblauchzehe
3 EL Olivenöl
Oregano (getrocknet)
Chili

Zubereitung:

Vom Knoblauch die Schale entfernen und den geschälten Knoblauch in kleine Würfel schneiden, die Garnelen putzen und alles mit Oregano in einer Pfanne mit Öl anbraten. Spaghetti in gesalzenem Wasser kochen. Zwischenzeitlich Tomaten waschen und halbieren. Den Parmesan fein reiben. Spaghetti abgießen und mit dem Parmesan, dem Knoblauch und dem Chili anrichten. Tomaten und Garnelen darauf verteilen und mehr Parmesan darüber raspeln. Anrichten und mit etwas Öl beträufeln.

GEMÜSEPIZZA

2 Portionen, 1 Portion = 678 kcal

Zutaten:

500g Brokkoli
3 Eier
300g stückige Tomaten (Dose)
1 TL Oregano (getrocknet)
1 Zwiebel
2 Knoblauchzehen
10g Basilikum
120g Emmentaler (gerieben)
2 EL Olivenöl
150g Champignons

Zubereitung:

Den Brokkoli gründlich abspülen, grob zerkleinern und in einem Standmixer klein schreddern. Eier, Käse und Oregano miteinander verquirlen und mit Pfeffer und Salz würzen und abschmecken. Kurz quellen lassen und dann Brokkoli unterrühren. Den Ofen auf 180°C vorheizen. Ein Backblech mit Backpapier auslegen und die Brokkolimasse darauf dünn verstreichen. Den Pizzabodenteig für eine Viertelstunde backen.

Zwischenzeitlich das Gemüse spülen und zerkleinern. Zwiebeln schälen und in einer Pfanne mit Öl kurz andünsten. Knoblauch schälen, fein hacken und dazu geben. Tomaten und Basilikum unterrühren und kurz aufkochen. Mit Salz und Pfeffer würzen. Champignons putzen, in Scheiben schneiden und andünsten. Den fertigen Pizzaboden herausnehmen und die Tomatensoße darauf verteilen. Die Pilze darauflegen und den Käse darüber bröseln. Alles für weitere 15 Minuten backen und vor dem Servieren mit Basilikum garnieren.

LACHSFILET MIT GEMÜSE

2 Portionen, 1 Portion = 704 kcal

Zutaten:

300g frisches Lachsfilet
1 Bund Möhren
1 Bund Frühlingszwiebeln
1 Kohlrabi
20g Butter
2 TL Mehl
3 EL Schnittlauch
2 EL Zitronensaft
2 Brötchen (Vollkorn)

Zubereitung:

Die Möhren gründlich putzen oder schälen und dann in schmale Stifte schneiden. Die Frühlingszwiebeln waschen und in Ringe zerteilen. Den Kohlrabi schälen und in kleine Stücke schneiden. Das Lachsfilet abspülen, mit einem Küchentuch trocken tupfen und mit Zitrone beträufeln. Mit Salz und Pfeffer würzen.

Butter in einem Topf erhitzen und Mehl darin anschwitzen. 125ml Wasser erhitzen und die Mehlschwitze damit ablöschen. Möhren, Frühlingszwiebeln und Kohlrabi in die Brühe geben und alles aufkochen. Den Fisch auf den Topf darauf legen und bei schwacher Hitze garen. Fischfilets auf einem Teller anrichten, das Gemüse ebenfalls auf dem Teller arrangieren und salzen und pfeffern. Schnittlauch über das Gericht verteilen und mit dem Brötchen als Beilage servieren.

PUTENFRIKADELLEN

6 Stück, 1 Stück = 190 kcal

Zutaten:

1 Paprika
2 Schalotten
1 Knoblauchzehe
½ Bund Petersilie
400g Putenhack
3 EL Paniermehl
2 EL Quark (Magerquark)
Chili
2 EL Olivenöl

Zubereitung:

Schlotten und Knoblauch zum Braten vorbereiten. Die Paprika waschen, die Kerne herauslösen und alles in kleine Quadrate schneiden. Die Petersilie spülen und zerkleinern. Alles mit dem Hackfleisch, dem Paniermehl und dem Quark vermengen und würzen. Aus der Masse mit feuchten Händen kleine Bällchen formen und in einer geölten Pfanne von allen Seiten anbraten.

BUCHWEIZEN MIT BROKKOLI UND EI

2 Portionen, 1 Portion = 418 kcal

Zutaten:

100g Buchweizen
150g Rotkohl
½ EL Balsamicoessig
150g Brokkoli
75g Sojabohnen
15g Aprikosenmarmelade
Koriander
1 EL Sojasoße
1 TL Zitronensaft
1 TL Sesamöl
1 TL Olivenöl
2 Eier

Zubereitung:

Den Buchweizen nach Packungsanweisung kochen, abgießen und abkühlen lassen. Den Rotkohl waschen, in schmale Streifen zerteilen und dann mit Salz, Pfeffer und Balsamico würzen. Brokkoli waschen, in kleine Röschen zerteilen und zusammen mit den Sojabohnen bissfest garen. Mit Koriander, Pfeffer und Salz würzen, dann die Hitze reduzieren.

Die Aprikosenmarmelade mit dem Sesamöl, der Sojasoße und dem Zitronensaft zu einer Soße verrühren. Die Eier als Spiegeleier in einer Pfanne braten und salzen. Buchweizen mit dem zerkleinerten Gemüse in eine Schale geben, die Eier oben darauf legen und alles vor dem Servieren mit Soße übergießen.

LAMM-EINTOPF

4 Portionen, 1 Portion = 718 kcal

Zutaten:

600g Lammfilet
3 Knoblauchzehen
1 rote Zwiebel
1 TL Zimt
1 TL Kümmel
1 TL Kurkuma
400g Tomaten
2 TL Olivenöl
200ml Rinderbrühe
1 TL Ingwer, gehackt
1 TL Chiliflocken
100g Datteln, entsteint
300g Kichererbsen
20g Koriander
400g Buchweizen

Zubereitung:

Zwiebeln schälen und fein hacken, Knoblauch schälen und durch eine Knoblauchpresse drücken. Zimt, Kümmel, Kurkuma, Ingwer, Chili, Knoblauch und Zwiebeln und Knoblauch in Öl zusammen andünsten. Das Lammfleisch würfeln und in den Topf zugeben. Die Tomaten waschen und würfeln. Die Datteln klein schneiden.

Die Rinderbrühe, Tomaten und Datteln in den Topf zugeben. Kichererbsen aus der Dose in ein Sieb schütten, abspülen und ebenfalls in den Topf geben. Alles für ca. 1,5 Stunden köcheln. Den Buchweizen in der Zwischenzeit nach Packungsanleitung zubereiten und mit dem Lamm- Eintopf servieren. Zum Abschluss alles mit Koriander toppen.

TRUTHAHNSPIEßE

2 Portionen, 1 Portion = 569 kcal

Zutaten:

300g Truthahnfilet
50g Petersilie
50g Koriander
50g Rucola
2 rote Zwiebeln
200ml Kokosmilch
1 TL Kurkuma
½ TL Chiliflocken
2 TL Olivenöl
20g Walnüsse
Ca. 8 Spieße

Zubereitung:

Kokosmilch, Kurkuma, Chili, Walnüsse, Petersilie, Koriander, Rucola und einen Teelöffel Olivenöl in den Mixer geben und fein pürieren. Das ergibt die Marinade. Das Truthahnfilet würfeln und darin einlegen. Zwiebel von der Schale befreien und dann in Spalten schneiden. Wenn das Fleisch mindestens eine halbe Stunde mariniert wurde, die Truthahnwürfel im Wechsel mit den Zwiebelspalten auf einen Spieß stecken. Die Spieße in Olivenöl ringsherum anbraten. Die restliche Marinade als Dip anreichen.

BLUMENKOHL-SALAT MIT KICHERERBSEN

2 Portionen, 1 Portion = 372 kcal

Zutaten:

½ Blumenkohl
1 EL Sesamöl
50ml Gemüsebrühe
Petersilie
2 EL griechischer Joghurt
1 TL Limettensaft
1 Dose Kichererbsen (vorgekocht)
100g Zuckerschoten
2 Datteln
Kreuzkümmel
Koriander

Zubereitung:

Den Blumenkohl waschen und in kleine Röschen teilen. Auch den Strunk zerkleinern. In einer Pfanne mit Öl kurz anbraten. Mit Pfeffer und Salz abschmecken und nach kurzer Zeit mit der Gemüsebrühe ablöschen. Die Mischung aufkochen lassen und dann die Hitze reduzieren.

Die Kichererbsen abspülen und abtropfen lassen. Die Datteln klein schneiden und die Petersilie mit kaltem Wasser abspülen, dann fein hacken. Joghurt, Öl, Limettensaft und Petersilie in einer Schale vermischen und mit den Kräutern würzen. Die Kichererbsen mit den Datteln und den Zuckerschoten in ein großes geeignetes Gefäß geben, den Blumenkohl abgießen und hinzufügen. Das Dressing darüber gießen und servieren.

PAD THAI MIT TOFU

1 Portion, 446 kcal

Zutaten:

80g Pad Thai Nudeln
½ rote Zwiebel
1 Knoblauchzehe
50g Räuchertofu
80g Brokkoli
2 Chilischoten
1 EL Olivenöl
1 EL Limettensaft
1 EL Tamarindensoße
1 EL Sojasoße
½ TL Sirachasoße
20g Chicorée in Streifen geschnitten
1 EL geröstete Erdnüsse
1 Frühlingszwiebel

Zubereitung:

Nudeln kurz kochen und abgießen. Zwiebel und Knoblauch vorbereiten und in einer Pfanne mit Öl andünsten. Den Tofu auspressen, zerkleinern und ebenfalls mitgaren. Die Chili und den Brokkoli waschen und klein schneiden. Alles in die Pfanne zugeben und die Nudeln unterheben. Limettensaft und Soßen dazugeben und alles vermischen. Den Chicorée unterheben und alles auf dem Teller verteilen. Die Frühlingszwiebel abspülen, in Ringe zerteilen und mit den Erdnüssen über die Nudeln streuen.

GEFÜLLTE TOMATEN MIT ZUCCHINI

1 Portion, 79 kcal

Zutaten:

3 Tomaten
1 kleine Zucchini
1 TL milder Weißweinessig
½ TL Sesam
Minze

Zubereitung:

Die Tomaten abspülen, in der Mitte durchschneiden, aushöhlen und die Kerne entfernen und zur Seite stellen. Die Zucchini waschen und zerkleinern, dann mit den Tomatenkernen vermischen. Mit Pfeffer, Salz und Essig würzen. Sesam ohne Öl anrösten und unter die Zucchini mischen. Minze waschen, hacken und unter die Zucchini rühren. Die Masse in die Tomatenhälften füllen und alles in den Backofen schieben. Bei 150°C kurz backen und servieren.

LACHS-WRAPS MIT HÜTTENKÄSE

1 Portion, 982 kcal

Zutaten:

1 Schalotte
1 Bund Radieschen
100g Feldsalat
150g Räucherlachs
4 Vollkorn-Tortilla-Fladen
200g Hüttenkäse

Zubereitung:

Die geschälte Zwiebel in schmale Streifen schneiden. Die Radieschen abspülen, das Grün entfernen und die Knollen klein schneiden. Den Salat gründlich putzen und schleudern. Den Lachs in Streifen schneiden. Die Wraps nach Belieben in der Pfanne kurz anrösten, dann mit Hüttenkäse bestreichen und je nach Vorliebe belegen. Einrollen und servieren.

ZWIEBEL-OMELETT

1 Portion, 559 kcal

Zutaten:

200g rote Zwiebeln
1 TL Keimöl
4 Eier
1 EL Mineralwasser
1 EL zarte Haferflocken
1 TL Honig
Chiliflocken
Muskat

Zubereitung:

Die geschälte Zwiebel in ganze, dünne Ringe schneiden und in einer erhitzen Pfanne mit dem Keimöl andünsten. In einem geeigneten Gefäß die Eier aufschlagen, das Mineralwasser unterrühren und schließlich mit Muskat, Salz und Pfeffer würzen. Diese Eimasse über die Zwiebelringe schütten und bei moderater Hitze stocken lassen. In einer separaten Pfanne Chiliflocken, Honig und Salz vermischen und kurz anrösten. Das Omelett mit den gerösteten Gewürzen toppen und servieren.

SALAT MIT GARNELEN UND SESAM

1 Portion, 469 kcal

Zutaten:

60g Feldsalat
2 EL Mais
3 EL grüne Bohnen
2 Kirschtomaten
1 EL Reisessig
1 EL Walnussöl
1 TL Chilipulver
4 Garnelen
1 EL Sojasoße
3 EL Sesamsamen
1 EL Koriander

Zubereitung:

Den Feldsalat zum Verzehr vorbereiten, er sollte gewaschen und geputzt werden. Die Kirschtomaten mit Wasser abspülen und in Viertel schneiden. Den Feldsalat mit den Tomatenvierteln, den Bohnen und dem Mais in eine große Schale geben und mit einem Dressing aus Reisessig, Chili und Walnussöl anmachen. Garnelen putzen, Kopf und Schwanz abtrennen, in Sojasoße marinieren und in Sesam wälzen. Ohne weiteres Öl in der Pfanne braten und auf dem Salat anrichten. Mit Koriander bestreuen und servieren.

BUDDHA BOWL

1 Portion, 585 kcal

Zutaten:

50g Kichererbsen, Konserve
80g Brokkoli blanchiert
50g Rote Beete, vorgegart
½ Apfel
½ Avocado
4 Endivienblätter
1 Limette
2 EL Olivenöl
1 EL Walnüsse
Petersilie

Zubereitung:

Die Kichererbsen in ein Sieb schütten, mit Wasser gründlich abspülen, abtropfen lassen und dann in einer Pfanne kurz braten. Hierfür wird kein Öl benötigt. Den bereits vorbereiteten Brokkoli sowie die gegarte Rote Bete in die Pfanne dazugeben und, weiterhin ohne Öl, kurz mitbraten. Dann den Inhalt der Pfanne in eine Schüssel füllen.

Den Apfel waschen, die Kerne herauslösen und das Fruchtfleisch in Scheiben schneiden. Diese Scheiben auf der Schüssel verteilen. Die entkernte und geschälte Avocado wird ebenfalls in Scheiben geschnitten und auf der Bowl verteilt. Die Limette wird ausgepresst und ihr Saft mit dem Olivenöl vermischt. Der geputzte Endiviensalat wird in dünne Streifen geschnitten und mit dem Limetten-Öl-Dressing angemacht. Dieser Salat wird auch in die Bowl dazugegeben und zum Schluss werden die Walnüsse darüber gestreut. Vor dem Servieren toppen wir alles mit Petersilie.

STEAKSALAT

2 Portionen, 1 Portion = 585 kcal

Zutaten:

1 kleine Papaya
200g Tomaten
½ Zitrone
250g Chinakohl
4 EL Tomatensaft
1 TL Honig
300g Rumpsteak
4 EL Olivenöl
Koriander
Tabasco
1 TL ganze Pfefferkörner
1 TL Paprikapulver

Zubereitung:

Die Papaya wird geschält und mit einem Löffel werden die Kerne ausgekratzt. Das Fruchtfleisch wird dann in Würfel geschnitten. Die Tomaten werden gewaschen, in Viertel geschnitten und die Kerne werden herausgelöst. Die Tomatenstücke werden dann mit der Papaya in einer Schüssel vermengt. Die Zitrone wird halbiert und der Saft wird ausgepresst. Tomatensaft wird mit Honig, zwei Esslöffeln Olivenöl und einem Esslöffel Zitronensaft in einer separaten Schüssel zu einem Dressing vermischt. Den Koriander hacken und rühren wir darunter, dann schmecken wir alles mit Salz und Pfeffer ab und geben es über die Papaya-Tomaten-Mischung.

Das Rumpsteak marinieren wir mit Salz, Pfeffer und Paprikapulver und braten es dann von beiden Seiten auf hoher Hitze kurz an. Anschließend nehmen wir das Fleisch aus der Pfanne, legen es auf einen Teller und decken es mit Alufolie ab. Jetzt lassen wir das Steak für fünf Minuten ziehen. Zwischenzeitlich den geputzten Chinakohl in schmale Streifen schneiden. Den Kohl zu dem Tomaten-Papaya-Salat geben und untermischen. Das Steak in Streifen schneiden, auf dem Salat verteilen und servieren.

QUINOA-BOWL

2 Portionen, 1 Portion = 478 kcal

Zutaten:

100g Fetakäse
75g Quinoa
1 Knoblauchzehe
1 Stange Lauch
1 Knolle Fenchel
2 EL Olivenöl
250ml Gemüsebrühe
Salz
Pfeffer

Zubereitung:

Den geputzten Lauch in Würfel schneiden. Den Knoblauch schälen und hacken und den Fenchel waschen und würfeln. Fetakäse abgießen und ebenfalls würfeln. Quinoa mit kaltem Wasser abbrausen und abtropfen lassen. Lauch, Fenchel und Knoblauch in einem kleinen Topf mit Olivenöl andünsten. Mit Gemüsebrühe aufgießen und alles aufkochen. Dann wird der Quinoa zugegeben und alles darf jetzt bei niedriger Hitze ca. 15 Minuten köcheln. Sobald das Wasser im Topf verdampft ist, den Quinoa mit einer Gabel auflockern. Die Mischung mit Salz und Pfeffer würzen und den Fetakäse unterrühren. Zum Schluss ein paar Tropfen Olivenöl über den Quinoa träufeln und alles servieren.

STEAK MIT KÜRBIS

1 Portion, 628 kcal

Zutaten:

100g Rinderfilet
1 TL Olivenöl
1 Zweig Rosmarin
150g Hokkaido Kürbis
1 Shiitake Pilz
½ rote Zwiebel
1 EL Walnussöl
½ TL Thymian
1 EL gehackte Walnüsse
½ TL Chilipulver
Estragon

Zubereitung:

Fleisch beidseitig mit Salz, Pfeffer und Rosmarin einreiben und in Olivenöl anbraten. Der geputzte Pilz sowie die geschälte Zwiebel werden klein geschnitten. Den Kürbis in Würfel schneiden und mit dem Pilz und der Zwiebel in Walnussöl anbraten und mit dem getrockneten Thymian abschmecken. Kurz braten lassen und mit Chili und Walnüssen verfeinern. Alles mit dem Steak anrichten und vor dem Servieren mit Estragon bestreuen.

BOHNENSALAT MIT THUNFISCH

2 Portionen, 1 Portion = 617 kcal

Zutaten:

300g Thunfisch (Konserve)
100g grüne Bohnen
100g Cocktailtomaten
1 Stange Sellerie
1 rote Zwiebel
50g Babyspinat
20g Kapern
2 Eier
1 EL Limettensaft
4 TL Olivenöl
2 TL Petersilie, gehackt
2 TL Weißweinessig

Zubereitung:

Die gewaschenen Tomaten in der Hälfte durchschneiden. Der geputzte Stangensellerie wird gewürfelt, die geschälten Zwiebeln werden in feine Scheiben geschnitten. Die grünen Bohnen in kochendendem Salzwasser bissfest garen. Mit einem Schöpflöffel die Bohnen aus dem kochenden Wasser schöpfen und sofort abschrecken. Im Bohnenwasser die Eier hartkochen und ebenfalls kalt abschrecken. Die Eier werden anschließend geschält und in Viertel geschnitten.

Cocktailtomaten, Sellerie, Kapern, und Zwiebel in einer Schale mischen und ein Dressing aus Petersilie, Öl und Essig daruntermischen. Den Thunfisch aus der Dose lassen wir abtropfen und rühren ihn dann unter die Masse. Den geputzten Spinat und die geviertelten Eier richten wir auf dem Salat an, dann träufeln wir Limettensaft darüber und servieren alles auf dem Salat.

SPAGHETTI BOLOGNESE

2 Portionen, 1 Portion = 536 kcal

Zutaten:

400g Tomaten, gehackt aus der Dose
200g Hackfleisch, Geflügel
140g Buchweizen-Spaghetti
50g Stangensellerie
50g gelbe Rüben
10g Pecorino, gerieben
1 Knoblauchzehe
1 Lorbeerblatt
1 kleine rote Zwiebel
75ml Weißwein, trocken
50ml Hühnerbrühe
1 EL Olivenöl
1 EL italienische Kräutermischung
1 TL Kakaopulver
1 TL Tomatenmark
½ TL Cayennepfeffer
½ Bund Estragon

Zubereitung:

Den geputzten Stangesellerie klein schneiden, die Rüben schälen und mit einer Reibe fein raspeln, Knoblauch und Zwiebel zum Braten vorbereiten. Das Olivenöl erhitzen wir in einem Topf und braten darin Sellerie, Rüben, Zwiebel und Knoblauch an. Hackfleisch und die italienische Kräutermischung in den Topf dazu geben, die Hitze etwas erhöhen und dann braten wir alles unter Rühren an. Tomaten, Tomatenmark, Hühnerbrühe, Weißwein und Kakaopulver zufügen und abgedeckt eine dreiviertel Stunde bis Stunde köcheln lassen.

Kurz vor der Garzeit des Fleisches die Spaghetti kochen und abgießen. Estragonblätter und Cayennepfeffer in die Soße einrühren und dann den Topf vom Herd nehmen. Spaghetti auf zwei Tellern verteilen, Soße darüber verteilen und Pecorino darauf streuen. Dann servieren.

HIRSESALAT MIT WALNÜSSEN UND PUTE

2 Portionen, 1 Portion = 397 kcal

Zutaten:

200g Putenbrust, vorgekocht
100g Hirse
1 rote Zwiebel
40g Cocktailtomaten
40g Rucola
2 EL Petersilie
1 EL Zitronensaft
2 TL Kapern
2 TL Olivenöl
6 Walnüsse

Zubereitung:

Hirse gut abspülen, dann in Wasser kochen und quellen lassen. Die gekochte Putenbrust wird in Würfel geschnitten, die Zwiebel wird geschält, halbiert und in feine Halbringe geschnitten. Cocktailtomaten werden gewaschen und halbiert. Petersilie waschen, trockenschütteln und fein hacken. Walnüsse grob hacken.

Die Hirse gießen wir ab und sie wird in eine Schüssel geschüttet. Kapern, Zwiebel, Cocktailtomaten, Petersilie, Olivenöl und Zitronensaft zu der Hirse geben und alles vermischen. Putenfleisch und Walnüsse locker unter den Salat heben. Rucola auf zwei Teller verteilen und Hirsesalat darauf anrichten und servieren.

GRÜNKOHLSALAT MIT SÜẞKARTOFFEL UND QUINOA

2 Portionen, 1 Portion = 729 kcal

Zutaten:

170g Quinoa
150g Feta
4 Radieschen
1 Süßkartoffel
1 Avocado
1 Bund Grünkohl
4 EL Orangensaft
2 EL Apfelessig
125ml Olivenöl
125ml Agavendicksaft
1 Granatapfel
Salz
Pfeffer

Zubereitung:

Für das Dressing Öl, Orangensaft, Apfelessig und Agavendicksaft vermengen und mit Pfeffer und Salz würzen. Den Grünkohl waschen wir und zupfen dann die Blätter klein. Quinoa gut abspülen und in 400ml kochendes Wasser geben. Zudecken und Hitze reduzieren, dann zehn Minuten köcheln lassen. Den Topf vom Herd ziehen und den Quinoa kurz quellen lassen, dann abgießen und salzen.

Süßkartoffel waschen und in kleine Stücke zerteilen. Diese Stücke mit kaltem Wasser aufgießen und für zehn Minuten einweichen. Abgießen, trocknen lassen und anbraten. Pfanne beiseitestellen und Süßkartoffelwürfel abkühlen lassen. In der Zwischenzeit die Avocado schälen, den Kern herausnehmen und die Frucht klein schneiden. Die gewaschenen Radieschen werden halbiert und in dünne Scheiben geschnitten. Den Fetakäse abgießen und klein bröseln. Jetzt fügen wir alle Zutaten in einer Schüssel zusammen, geben das Dressing darunter und vermischen alles. Dann wird serviert.

TOMATEN-TOFU-SALAT

1 Portion, 337 kcal

Zutaten:

180g Tofu
6 Cherrytomaten
1 Frühlingszwiebel
½ Limette
1 Handvoll Koriander, frisch
1 EL Sojasoße
1 EL Sesamöl
1 TL Fischsoße

Zubereitung:

Den Tofu in einem Sieb über kochendem Wasser ca. zehn Minuten dämpfen. Die gewaschenen Tomaten in der Mitte durchschneiden. Den Koriander abspülen und möglichst klein schneiden. Die Limette wird ausgepresst, die Frühlingszwiebel geputzt und in Ringe geschnitten. Für das Dressing die Sojasoße, das Sesamöl, die Fischsoße und den Limettensaft vermischen. Tomaten und Tofu in einer Schüssel vermengen und das Dressing darüber geben. Vor dem Servieren mit Koriander bestreuen.

NUDELSALAT

2 Portionen, 1 Portion = 517 kcal

Zutaten:

150g Sojabohnen, geschält
130g Buchweizen-Fusilli
1 rote Zwiebel
1 Stange Sellerie
60g gelbe Rüben
2 Chilischoten
Dill, getrocknet
Estragon, getrocknet
Petersilie, getrocknet
4 TL Olivenöl
2 TL Sojasoße
2 TL Kürbiskerne
1 TL Apfelessig

Zubereitung:

Die geschälten Zwiebeln werden in feine Ringe geschnitten. Genauso verfahren wir mit dem Sellerie. Die Rüben werden geputzt, geschält und geraspelt. Chilischoten in Ringe schneiden. Kräuter mischen, sodass sich eine Menge aus ca. zwei Esslöffeln ergibt. Kürbiskerne hacken. Fusilli aus Buchweizen nach Packungsanleitung kochen und abschrecken. Für das Dressing Apfelessig, Sojasoße, Kräutermischung, gehackte Kürbiskerne und Olivenöl vermischen. In einer Schüssel Chilis, Zwiebel, Sellerie, Rüben und Sojabohnen vermischen und Fusilli dazugeben. Dressing darüber verteilen, alles verrühren und servieren.

VEGETARISCHE BURRITOS MIT SALAT

4 Portionen, 1 Portion = 952 kcal

Zutaten:

500g Tomatenpolpa
150g Gouda, gerieben
8 Tortillas
5 Tomaten
3 Knoblauchzehen
3 Dosen Kidneybohnen
1 rote Zwiebel
1 Chili
1 EL Paprikapulver
1 EL Cumin
1 TL Chilipulver
500ml Gemüsebrühe
Koriander, gehackt
Olivenöl
125g Babyspinat
1 Paprika, gelb
1 Avocado
½ Zwiebel
1 EL Zitronensaft

Zubereitung:

Drei der Tomaten werden gewaschen und gewürfelt. Die Knoblauchzehen werden ebenfalls geschält und dann zerkleinert. Kidneybohnen abgießen und abspülen. Die rote Zwiebel wird geschält und klein geschnitten. Die Chili in feine Ringe schneiden. Olivenöl in einem Topf heiß werden lassen und darin Zwiebel, Knoblauch und Chili kurz braten, dann die Gewürze dazufügen und dann mit den Tomaten, der Gemüsebrühe und den Bohnen vermischen. Für ca. 20 Minuten garen und dann den Topf vom Herd nehmen.

Den Backofen auf 200°C vorheizen. Etwa ein Viertel der Mischung beiseitestellen und den Rest pürieren. Wieder zusammenfügen und beiseitestellen. Burritos mit Gouda bestreuen, die Masse darauf verteilen und alles aufrollen. Eine ofenfeste Form mit Tomatenpolpa bestreichen und Burritos hineinlegen, nochmal mit Gouda bestreuen und mit Alufolie abdecken.

In den Backofen schieben und für ca. 20 Minuten backen. In diesen 20 Minuten den Salat zubereiten: Dafür Babyspinat putzen, Paprika waschen, entkernen und würfeln, die Avocado halbieren, Fruchtfleisch auslöffeln und ebenfalls würfeln und die halbe Zwiebel in Scheiben schneiden. Für das Dressing einen Esslöffel Olivenöl und den Zitronensaft vermischen und alles vermengen. Die Auflaufform aus dem Ofen nehmen, Burritos auf einem Teller anrichten und mit dem Salat garniert servieren.

HÄHNCHEN-FAJITA

2 Portionen, 1 Portion = 682 kcal

Zutaten:
250g Hähnchenbrust
1 rote Zwiebel
2 Paprika
2 Knoblauchzehen
1 Thai Chili
3 EL Olivenöl
1 EL Mischung aus getrocknetem Dill und Petersilie
1 TL Paprikapulver
1 TL Chilipulver
1 TL Kümmel, gemahlen
50g Babyspinat
50g Zucchini
2 EL Apfelessig
4 Tortillas
50g Bergkäse, gerieben
2 EL Sauerrahm
2 EL Salsasoße

Zubereitung:
Für die Füllung: Hähnchenbrust in Streifen schneiden, eine rote Zwiebel und zwei Knoblauchzehen schälen und hacken. Eine Paprika wird gewaschen, entkernt und in Streifen geschnitten. Die Chili wird gehackt und die Zucchini in Scheiben geschnitten. Alles mit zwei Esslöffeln Olivenöl, der Dill-Petersilie-Kräutermischung, dem Paprikapulver, dem Chilipulver und dem Kümmel vermischen und in eine sehr heiße Pfanne geben. Immer wieder rühren und schwenken, damit alles gleichmäßig brät.

Für den Salat: Babyspinat waschen und die andere geschnittene Paprika mit den restlichen Zutaten in einer Schale vermischen. Sobald das Fleisch gar ist, bei niedriger Hitze warmhalten und Tortillas in einer Pfanne erwärmen, mit Sauerrahm bestreichen und mit Käse bestreuen. Salsasoße darauf träufeln, und mittig die Hähnchenfüllung verteilen. Auf einem Teller arrangieren und zusammen mit dem Salat servieren.

PUTE IN ROTWEINSOẞE

2 Portionen, 1 Portion = 702 kcal

Zutaten:
200g Kartoffeln
125g grüne Bohnen
125g Champignons
100g Stangensellerie
1 rote Zwiebel
75g gelbe Rüben
50g Räucherspeck, gewürfelt
200ml Rotwein
200ml Hühnerbrühe
2 Putenschenkel, ohne Haut
2 Knoblauchzehen
1 EL Petersilie, gehackt
1 EL Buchweizenmehl
2 Lorbeerblätter
1 Zweig Majoran, frisch
Olivenöl

Zubereitung:
Die geputzten Champignons werden in Scheiben geschnitten, der Sellerie wird klein geschnitten. Zwiebel zum Braten präparieren, Rüben abspülen und zerkleinern. Die Putenschenkel in dem Mehl wälzen und in Olivenöl von beiden Seiten anbraten. In einem Topf Sellerie, Knoblauch und Zwiebeln in Olivenöl andünsten. Rotwein und Hühnerbrühe zugeben und aufkochen. Lorbeer, Majoran und Putenschenkel zufügen und für 45 Minuten bei niedriger Hitze abgedeckt köcheln lassen. Nach Bedarf Wasser nachfüllen.

In einer separaten Pfanne den Speck anbraten, dann die Pilze dazugeben und braten, bis sie goldbraun sind. Die Kartoffel weichkochen, abgießen, grob zerkleinern und zu den Putenschenkeln in den Topf geben. 15 Minuten weiterkochen, in der Zeit die Bohnen in einem kleinen Topf bissfest garen. Abgießen und alles schön auf einem Teller arrangieren.

LACHS-PAPRIKA NUDELN

2 Portionen, 1 Portion = 685 kcal

Zutaten:

200g Paprika
2 EL Kokosöl
2 EL Sesamsamen
200g Lachsfilet
2 Schalotten
Salz
Pfeffer
½ grüne Peperoni
150g Buchweizen-Nudeln, Sorte beliebig

Zubereitung:

Die Sesamsamen werden ohne Öl angeröstet. Die geschälten Schalotten in Streifen schneiden. Paprika und Peperoni waschen, innenliegende Kerne aushöhlen und Frucht in Streifen schneiden. Lachsfilet pfeffern und salzen und klein schneiden. Kokosöl in eine Pfanne geben, heiß werden lassen und darin Schalotten, Paprika und Peperoni anbraten. Gemüse auf die Seite schieben und Lachs in der Mitte der Pfanne anbraten. Buchweizen-Nudeln zwischenzeitlich nach Packungsanleitung kochen und abgießen. Nudeln in die Pfanne zugeben, alles vermischen und auf zwei Tellern anrichten. Vor dem Servieren die Sesamsamen darüber streuen.

RÄUCHERLACHSPASTETE

2 Portionen, 1 Portion = 119 kcal

Zutaten:

100g Räucherlachs
6 Stangen Sellerie
2 EL saure Sahne
2 EL Sojajoghurt, ungesüßt
2 EL Petersilie, gehackt
2 EL Zitronensaft
2 TL Olivenöl
Frisch gemahlener Pfeffer

Zubereitung:

Etwas mehr als die Hälfte des Räucherlachses mit der Sahne, dem Joghurt, der Petersilie, das Olivenöl und den Zitronensaft in einem Mixer zu einer cremigen Pastete zerkleinern. Mit Pfeffer würzen. Den restlichen Fisch zerkleinern und unterheben. Den Sellerie abbrausen und in ca. 5cm große Sticks schneiden und zu der Pastete servieren.

PUTENCURRY

2 Portionen, 1 Portion = 594 kcal

Zutaten:

100g Buchweizen
175ml Hühnerbrühe
75g Sojajoghurt, ungesüßt
25g Walnüsse, gemahlen
15g Datteln, entkernt und klein gehackt
2 Putenschenkel
1 EL Kräutermischung aus Dill, Estragon und Petersilie
1 EL Kurkuma
1 Zimtstange
½ TL Muskat
125ml Kokosmilch
2 Knoblauchzehen
½ rote Zwiebel, geviertelt
2 EL Vollkornmehl
½ EL Chilipulver
1 TL Kümmel, gemahlen
1 TL Rapsöl

Zubereitung:

Knoblauchzehen, Zwiebel, Vollkornmehl, Chilipulver, ½ Esslöffel Kurkuma, Kümmel und Rapsöl in einen Mixer geben und fein pürieren. Diese Masse in einer Pfanne bei niedriger Hitze kurz anrösten. Hühnerbrühe dazu gießen und die Zimtstange, die Datteln, die Kokosmilch und Muskat hinzugeben. Alles aufkochen und Putenschenkel dazugeben. Bei geringer Hitze abgedeckt ca. 45 Minuten garen.

Währenddessen den Buchweizen nach Packungsanleitung mit dem restlichen Kurkuma kochen und abgießen. Sobald das Putenfleisch gar ist, Joghurt unterrühren und kurz weiterköcheln. Mit Kräutern abschmecken und mit dem Buchweizen servieren.

GEMÜSEAUFLAUF

4 Portionen, 1 Portion = 420 kcal

Zutaten:

300g Buchweizen
300g Champignons
140g Cheddar
20g Petersilie, frisch
2 Tomaten
2 Karotten
2 Eier
½ Aubergine
200ml Gemüsebrühe
Olivenöl
Salz
Pfeffer

Zubereitung:

Buchweizen abspülen und kochen. Zwischenzeitlich Karotten schälen und raspeln. Die Petersilie wird gewaschen, getrocknet und gehackt. Die geputzten Champignons werden zerkleinert. Tomaten und Aubergine waschen, das Grün abschneiden und die Früchte in kleine Stücke schneiden. Den Cheddar reiben. Buchweizen abgießen und alles in einer ofenfesten Form vermischen. Den Backofen auf 200°C vorheizen. Eier, Öl, und Gemüsebrühe werden vermischt und gesalzen und gepfeffert. Flüssigkeit über der Gemüse-Buchweizen-Mischung verteilen und mit Cheddar bestreuen. Im Ofen ca. 20 Minuten backen. Der Käse sollte goldbraun und geschmolzen sein. Heiß servieren.

AUBERGINE ÜBERBACKEN

2 Portionen, 1 Portion = 263 kcal

Zutaten:

400g Tomaten
2 Auberginen
4 Scheiben Vollkornbrot
Petersilie, frisch
Knoblauchpulver
Pfeffer

Zubereitung:

Auberginen waschen, halbieren und Fruchtfleisch mit einem Löffel auskratzen. Klein schneiden, in eine Schüssel geben und mit dem Knoblauch und Pfeffer würzen. Das Brot in die Schüssel klein bröseln. Tomaten waschen, Strunk entfernen und klein schneiden. Ebenfalls in die Schüssel geben und alles vermischen. Die Masse in die Auberginen füllen und diese in eine ofenfeste Form legen. Den Boden der Form mit Wasser bedecken und in den Ofen schieben. Für 30 Minuten bei 200°C backen und vor dem Servieren mit frischer Petersilie bestreuen.

TOSKANATOPF

2 Portionen, 1 Portion = 220 kcal

Zutaten:

2 EL Olivenöl
2 Knoblauchzehen
6 Zweige Thymian
1 Karotte
1 rote Zwiebel
2 Staudensellerie
1 EL Tomatenmark
240g weiße Bohnen, Konserve
300g Grünkohl

Zubereitung:

Die Blätter des gewaschenen Grünkohls werden in Streifen geschnitten. Die Karotte wird geschält und in Scheiben geschnitten, der geputzte Sellerie wird zerkleinert. Zwiebel und Knoblauch für das Braten in der Pfanne vorbereiten. Thymian abspülen und trocknen lassen. Zwiebel, Knoblauch, Sellerie und Karotten zusammen in einem Topf andünsten. Tomatenmark hinzufügen und mit 500ml Wasser ablöschen. Thymian und Grünkohl zugeben und bei niedriger Hitze alles für 35 Minuten garen.

Die Bohnen werden abgegossen, abgespült und dürfen abtropfen. Dann geben wir sie in den Eintopf und lassen ihn weitere zehn Minuten köcheln. Den Thymianzweig entnehmen und etwas von dem Eintopf herausnehmen und mit einem Pürierstab klein mixen. Diese Masse wieder in den Eintopf rühren, um alles etwas anzudicken. Heiß servieren.

GEMÜSEBRATLINGE MIT AVOCADODIP

2 Portionen, 1 Portion = 610 kcal

Zutaten:

160g Mais
50g Buchweizenmehl
2 Knoblauchzehen
1 Avocado
1 Paprika
1 Zwiebel
Kichererbsen, Konserve
1 EL Limettensaft
1 EL Zitronensaft
1 EL Creme Fraiche
1 TL Zwiebelpulver
1 TL Cumin
1 TL Oregano, getrocknet
1 TL Paprikapulver, geräuchert
½ TL Chiliflocken
Petersilie
Olivenöl
Salz
Pfeffer

Zubereitung:

Zwiebel und Knoblauch schälen, Paprika putzen und Kerne herauslösen. Dann alles in Würfel schneiden. Petersilie waschen, trockenschütteln und fein hacken. Kichererbsen abspülen, abtropfen lassen und mit Zwiebel, Knoblauch, Limettensaft und den Gewürzen in einem Mixer pürieren. Das Mehl zufügen und alles in eine Schale füllen. Paprika, Mais und Petersilie unterrühren.

Die Avocado wird geschält und der Kern wird herausgelöst. Mit einer Gabel zerdrücken und die Creme Fraiche darunter rühren. Zitronensaft, Knoblauch und Salz und Pfeffer ebenfalls zur Avocado unterrühren. Das ist unser Dip. Aus der Gemüsemasse formen wir mit feuchten Händen Bratlinge und braten sie in Olivenöl von beiden Seiten an. Mit dem Avocadodip servieren.

PAPRIKA-FISCH-SALAT

2 Portionen, 1 Portion = 235 kcal

Zutaten:

1 EL Zitronensaft
Salz
Pfeffer
1 Dose Thunfisch
2 Eier, hartgekocht
1 Knoblauchzehe
2 Sardellenfilets
100g grüne Bohnen
1 Kopf Salat
4 EL Olivenöl
1 rote Zwiebel
25g schwarze Oliven, ohne Stein
2 Tomaten
1 Paprika
2 EL Rotweinessig
1 TL Dijon-Senf
1 EL Kapern

Zubereitung:

Bohnen abspülen, zerkleinern und in einem Topf mit Salzwasser bis zur Bissfestigkeit garen und abgießen. Der geputzte Salat wird klein geschnitten. Sardellen ebenfalls klein schneiden, Thunfisch abgießen. Die Paprika wird gewaschen, entkernt und gewürfelt. Eier pellen und achteln, die Zwiebeln werden geschält und kleingeschnitten. Tomaten waschen und würfeln.

Alles außer den Eiern in einer Schale vermischen und ein Dressing aus Senf, Knoblauch, Zitronensaft, Olivenöl und Essig darüber geben. Alles mit Pfeffer und Salz abschmecken und vor dem Servieren mit den Eiern garnieren.

PUTENWRAP

2 Portionen, 1 Portion = 395 kcal

Zutaten:

1 TL Zitronensaft
2 Weizentortillas
1 EL Currypulver
1 Stück Ingwer
1 Salatherz
60g Cashewkerne
1 Apfel
70g Putenbrust, Aufschnitt
Salz
Pfeffer

Zubereitung:

Die Cashewkerne am besten über Nacht in ausreichend Wasser einweichen lassen. Dann abgießen und abspülen. Ingwer wird geschält und klein geschnitten und mit den Cashews, dem Currypulver und fünf Esslöffeln Wasser in einem Mixer zu einer feinen Creme zerkleinert. Mit Salz und Pfeffer würzen.

Das Salatherz wird gewaschen und in Streifen geschnitten. Apfel waschen und vierteln, Kerne entfernen und alles in Würfel schneiden. Zitronensaft über die Apfelstücke geben. Putenbrustaufschnitt in Streifen schneiden. Weizentortillas mit Cashew-Creme bestreichen, mit Putenbrust und Salat belegen und die Apfelwürfel darauf verteilen. Mit Pfeffer und Salz würzen und zu Wraps rollen.

SÜßKARTOFFELSALAT

2 Portionen, 1 Portion = 523 kcal

Zutaten:

1 EL Apfeldicksaft
200g Süßkartoffeln
1 Zwiebel
1 EL Brühe, trocken
40g Paprika
1 EL Sesamöl
½ TL Senf
1 Knoblauchzehe
2 EL Limettensaft
25g Feldsalat
Chilipulver
½ Aubergine
Pfeffer
Salz
Ein Stück Ingwer
1 EL Olivenöl
Kreuzkümmel

Zubereitung:

Die Süßkartoffel wird geschält und in Scheiben geschnitten. Die Aubergine wird gewaschen und gewürfelt. Die geschälte Zwiebel wird in Ringe geschnitten. Den Knoblauch pressen. Zwiebel mit Knoblauch anbraten. Süßkartoffel und Aubergine zugeben und mitbraten. Mit Kreuzkümmel würzen und für ca. fünf Minuten weiterbraten, dann Hitze reduzieren. Die Paprika wird gewaschen, entkernt und in Würfel geschnitten. Den Ingwer schälen und zerkleinern, so stark wie möglich.

Für das Dressing Senf, Chilipulver, Sesamöl, Salz, Apfeldicksaft, Limettensaft, Pfeffer und Gemüsebrühe verrühren. Feldsalat waschen, mit den restlichen Zutaten vermischen und mit dem Dressing anmachen und servieren.

HACKFLEISCHTOPF

2 Portionen, 1 Portion = 512 kcal

Zutaten:

800g Tomaten aus der Dose
2 Chilis
1 Paprika
1 EL Kurkuma
3 Knoblauchzehen
150ml Rotwein
1 rote Zwiebel
1 EL Kreuzkümmel
160g Buchweizen
1 EL Kakaopulver
5g Koriander
400g Hackfleisch, Rind
150g Kidneybohnen
1 EL Olivenöl
1 EL Tomatenmark
5g Petersilie
300ml Rinderbrühe

Zubereitung:

Zwiebel und Knoblauch schälen und in kleine Würfel schneiden. Die gewaschenen Kräuter hacken. Paprika abspülen und klein schneiden. Zwiebel, Knoblauch und Chili in einem Topf andünsten. Hackfleisch und Gewürze zugeben und scharf anbraten. Mit Rotwein ablöschen einkochen. Die Flüssigkeit sollte sich um ca. die Hälfte reduzieren. Tomatenmark, Tomaten, Paprika, Rinderbrühe, Kidneybohnen und Kakaopulver in den Topf zugeben und alles aufkochen. Den Buchweizen nach Packungsanleitung kochen, abgießen und zum Eintopf servieren.

GEMÜSEEINTOPF

2 Portionen, 1 Portion = 601 kcal

Zutaten:

150ml Rotwein
160g Buchweizen
800g Tomaten, Konserve
1 EL Tomatenmark
1 EL Olivenöl
300ml Rinderbrühe
1 Paprika
3 Knoblauchzehen
2 Chilis
150g Kidneybohnen
1 EL Kakaopulver
1 rote Zwiebel
5g Petersilie, gehackt
1 EL Kreuzkümmel
400g Rindfleisch
5g Koriander, gehackt

Zubereitung:

Paprika waschen, entkernen und in Würfel schneiden. Geschälte Knoblauchzehen und Zwiebel kleinschneiden. Chili waschen und in Ringe schneiden. Zwiebeln, Knoblauch und Chili in Öl in einem Topf andünsten. Hackfleisch sowie Gewürze dazugeben und scharf anbraten. Mit dem Rotwein ablöschen und einkochen. Tomatenmark, Paprika, Brühe, Kidneybohnen und Kakao zugeben und aufkochen. Ist die Soße zu dickflüssig, kann noch etwas Wasser hinzugefügt werden. Buchweizen nach Packungsanleitung kochen, abgießen und unter den Eintopf rühren. Heiß servieren.

VEGETARISCHES WOK-GEMÜSE

2 Portionen, 1 Portion = 336 kcal

Zutaten:

2 EL Sojasoße
250g Grünkohl
1 Paprika
1 Zwiebel
1 Chili
1 Knoblauchzehe
1 Stück Ingwer
Salz
200g Tofu
2 EL Olivenöl
150ml Gemüsebrühe

Zubereitung:

Grünkohl wird gewaschen, dann werden die Blätter abgezupft und klein geschnitten. Den Tofu auspressen und würfeln. Ingwer, Knoblauch und Zwiebel von der Schale befreien und in kleine Würfel schneiden. Paprika putzen, die Kerne herausnehmen und den Rest würfeln. In einem Wok oder einer großen Pfanne das Olivenöl sehr heiß erhitzen und die Tofuwürfel darin rundherum anbraten.

Herausnehmen und beiseitestellen, dann die Zwiebel sowie die Paprika in die Pfanne geben und zusammen kurz anbraten. Chili waschen, in schmale Ringe schneiden und mit dem Ingwer, dem Knoblauch, und den Grünkohlblättern in die Pfanne zufügen. Alles mit der Gemüsebrühe und der Sojasoße ablöschen und ca. zehn Minuten mit reduzierter Hitze köcheln lassen. Gegebenenfalls salzen und zusammen mit den Tofuwürfeln servieren.

ZITRONEN-LACHS MIT KARTOFFELN UND BROKKOLI

2 Portionen, 1 Portion = 480 kcal

Zutaten:

3 EL Olivenöl
200g Lachs
Salz
Pfeffer
Dill
400g Brokkoli
150g Kartoffeln
1 Zitrone
2 EL Mandelblättchen
Liebstöckel

Zubereitung:

Die Kräuter werden gewaschen, trockengeschüttelt und gehackt. Den Brokkoli waschen wir und zerteilen ihn in Röschen. Die geschälten Kartoffeln werden kleingeschnitten und mit dem Brokkoli zusammen in Salzwasser für 25 Minuten gekocht. Die Zitrone waschen und halbieren, eine Hälfte auspressen und die andere zerkleinern. Eine Auflaufform mit Olivenöl einstreichen und die Kräuter hineinstreuen. Den Fisch mit Olivenöl und Zitronensaft beträufeln, in die Auflaufform legen und die Zitronenscheiben darüber verteilen. Für 15 Minuten mit 190°C im Backofen backen.

Zwischenzeitlich die Mandelplättchen ohne Öl kurz anrösten, dann mit zwei Esslöffeln Zitronensaft vermischen und unter die Brokkoliröschen und die Kartoffeln rühren. Das Gemüse salzen und pfeffern und zum Fisch servieren.

KAROTTEN-SELLERIE-SUPPE

2 Portionen, 1 Portion = 206 kcal

Zutaten:

500ml Gemüsebrühe
2 Karotten
1 TL Olivenöl
1 TL Kurkuma
Salz
Pfeffer
1 Chili
1 TL Petersilie, getrocknet
1 rote Zwiebel
1 Knoblauchzehe
30g Stangensellerie
1 TL Currypulver
50g rote Linsen

Zubereitung:

Die Karotten werden geschält und kleingeschnitten. Zwiebel und Knoblauch werden zum Braten vorbereitet. Stangesellerie waschen und würfeln. Alles mit Olivenöl in einen Topf geben und andünsten. Chili waschen und hacken und mit Kurkuma, Curry und Petersilie zugeben und kurz köcheln lassen. Die Gemüsebrühe dazu schütten und rote Linsen hinzufügen. Alles für eine halbe Stunde bei mittlerer Hitze kochen lassen. Sobald die Linsen weich sind, Suppe vom Herd nehmen, ein Schuss Olivenöl zugeben, nach Belieben salzen und pfeffern und dann auftischen.

RINDERFILET MIT WIRSING

2 Portionen, 1 Portion = 348 kcal

Zutaten:

1 Knoblauchzehe
200g Rinderfilet
6 EL Olivenöl
2 Paprika
½ Wirsing
Pfeffer
Salz

Zubereitung:

Wirsingblätter werden abgelöst, gewaschen und klein geschnitten. Paprika abspülen, Kerne herauslösen und Frucht ebenfalls zerkleinern. Knoblauch schälen und hacken. Fleisch klein schneiden. Ca. vier Esslöffel des Olivenöls in einer Pfanne heiß werden lassen und darin den Wirsing anbraten. Der gehackte Knoblauch und die gewürfelte Paprika wird zufügt und mitgebraten. Alles pfeffern und salzen.

In noch einer Pfanne die restlichen zwei Esslöffel des Olivenöls heiß werden lassen und das Fleisch darin anbraten. Fleisch mit dem Gemüse auf einem Teller arrangieren und servieren.

NUDELSALAT

1 Portion, 321 kcal

Zutaten:

15g Parmesan
20g Rucola
1 EL Petersilie
10g rote Zwiebel
2 Scheiben Parmaschinken
1 Tomate
1 EL Olivenöl
2 EL Zitronensaft
60g Buchweizen-Nudeln, hier eignen sich Fusilli am besten

Zubereitung:

Der Parmesan wird gerieben und der Parmaschinken wird kleingeschnitten. Die geschälte Zwiebel wird gehackt. Petersilie waschen, trockenschütteln und fein hacken. Tomate waschen, den Stielansatz herausschneiden und die Frucht in Würfel schneiden. Die Buchweizen-Nudeln nach Packungsanleitung kochen und anschließend abschütten.

Die Nudeln sollten abkühlen, dann kann man sie dem Parmaschinken, den Zwiebeln, der Petersilie und der Tomate in einer Schüssel verrühren. Olivenöl und Zitronensaft zusammenfügen und als Dressing über den Salat schütten. Den Rucola mit kaltem Wasser abbrausen, trocknen lassen und auf einem Teller verteilen. Den Salat darauf geben und den geriebenen Parmesan vor dem Servieren darüber streuen.

GRÜNKOHLSUPPE

1 Portion, 343 kcal

Zutaten:

75g Bohnen, Konserve
½ rote Zwiebel
500ml Gemüsebrühe
30g Staudensellerie
1 TL Thymian, getrocknet
1 Knoblauchzehe
2 TL Olivenöl
6 Walnüsse, gehackt
50g Grünkohl

Zubereitung:

Der gewaschene Grünkohl wird grob zerkleinert. Die Bohnen gießen wir ab und lassen sie anschließend abtropfen. Die geschälte Zwiebel in Halbringe schneiden. Den geputzten Sellerie schneiden wir in Scheiben. Ein Teelöffel Olivenöl in einem Topf heiß werden lassen und darin Knoblauch, Zwiebel und Sellerie andünsten.

Schrittweise Bohnen, Gemüsebrühe und Thymian hinzufügen und alles für ca. eine halbe Stunde garen. Den Grünkohl in den Topf dazugeben und alles weitere zehn Minuten garen. Alle Zutaten mit einem Pürierstab zu einer feinen Creme pürieren. Wenn die Suppe zu dickflüssig ist, kann ein wenig Wasser bis zur gewünschten Konsistenz hinzugefügt werden.

Die Walnüsse ohne Fett in einer Pfanne kurz anrösten und dann in die fertige Suppe einrühren. Vor dem Servieren das restliche Olivenöl in die Suppe einrühren.

ORIENTALISCHES CHILI

1 Portion, 642 kcal

Zutaten:

75ml Gemüsebrühe
1 EL Öl
1 Chilischote
1 Zwiebel
1 Knoblauchzehe
200g Tomaten
120g Kichererbsen
200g Putenhackfleisch
Koriander, frisch
Chiliflocken
Kreuzkümmel
Curry
Salz
Pfeffer

Zubereitung:

Die geschälte Zwiebel und Knoblauch werden zum Braten zerkleinert. Die Chilischote halbieren, Kerne auskratzen und Schote in Ringe schneiden. In einem Topf erhitzen wir das Olivenöl und dünsten darin Zwiebel, Knoblauch und Chili an. Tomaten waschen, Strunk entfernen und klein schneiden. Die Kichererbsen aus der Dose abgießen, kaltes Wasser darüber laufen und dann abtropfen lassen.

Hackfleisch in den Topf dazugeben und mitbraten. Mit Gemüsebrühe ablöschen und Tomaten und Kichererbsen ebenfalls in den Topf zugeben. Unter Rühren ca. fünf Minuten garen. Den gewaschenen und gehackten Koriander unterrühren. Gericht dann noch salzen und pfeffern und servieren.

STEINPILZ-RISOTTO

2 Portionen, 1 Portion = 342 kcal

Zutaten:

250g Grünkohl
2 EL Petersilie
150g Buchweizen
2 EL Parmesan, gerieben
3 EL Olivenöl
1 rote Zwiebel
1 Knoblauchzehe
15g Steinpilze, getrocknet
250ml Gemüsebrühe

Zubereitung:

Die Steinpilze mit 150ml kochendem Wasser übergießen und 30 Minuten lang quellen lassen. Zwiebel und Knoblauch zum Braten vorbereiten. Den geputzten Grünkohl stückeln. Die Steinpilze abgießen, dabei das Wasser auffangen. Steinpilze klein hacken. Knoblauch in Olivenöl in einem Topf anbraten, dann den Grünkohl unterrühren und alles salzen und pfeffern. Bei hoher Hitze kurz anbraten und dann mit 100ml Gemüsebrühe ablöschen. Ohne Deckel garen. Die Flüssigkeit sollte vollständig verdampft sein. Den Grünkohl aus dem Topf abgießen und beiseitestellen.

Zwiebel in einem weiteren Topf im restlichen Olivenöl glasig andünsten. Die Pilze und den Buchweizen in den Topf zugeben und mit der restlichen Gemüsebrühe und dem gesammelten Pilzwasser ablöschen. Mit Deckel ca. 25 Minuten kochen lassen. Die ganze Flüssigkeit sollte von der Masse aufgesogen worden sein. Jetzt den Grünkohl unter das Risotto rühren, erhitzen und servieren.

GEMÜSE-BÄLLCHEN MIT QUARK

2 Portionen, 1 Portion = 592 kcal

Zutaten:

1 Knoblauchzehe
500g Brokkoli
100g Vollkornbrösel
250g Magerquark
1 EL Olivenöl
1 EL Leinöl
1 TL Majoran
2 EL Zitronensaft
2 Eier
Pfeffer
Salz
Petersilie
3 Lauchzwiebeln

Zubereitung:

Den Brokkoli waschen, ihn in Röschen teilen und weiter zerkleinern. In einen Topf schütten, komplett mit Wasser bedecken und blanchieren. Zwischenzeitlich Leinöl und Zitronensaft und Quark in einer Schale vermischen und salzen und pfeffern. Die gewaschene Petersilie wird gehackt. Lauchzwiebeln waschen und in Ringe schneiden. Knoblauch schälen und auspressen.

Den fertigen Brokkoli in einer Schüssel zerdrücken und Knoblauch, Petersilie, Eier, Lauchzwiebeln, Majoran, Olivenöl und die Brösel hinzufügen. Alles gut verrühren. Den Backofen auf 200°C vorheizen. Aus dem Teig jetzt mit leicht angefeuchteten Händen kleine Bällchen formen und auf ein Backblech verteilen. Für mindestens eine Viertelstunde im Backofen backen. Mit dem Quark servieren.

LAMM MIT BOHNEN

2 Portionen, 1 Portion = 534 kcal

Zutaten:

1 Karotte
2 EL Olivenöl
2 rote Zwiebeln
1 TL Kurkuma, Pulver
½ TL Chilipulver
1 TL Kümmel
4 Datteln, entsteint
250g Lammkeule
1 TL Paprikapulver
2 EL Zitronensaft
½ Bund Petersilie
½ Bund Koriander
250g grüne Bohnen
1 Knoblauchzehe
200ml Rinderbrühe

Zubereitung:

Haut und Fett vom Lammfleisch entfernen und das Fleisch dann in kleine Würfel schneiden. Zwiebel und Knoblauch schälen und zerkleinern. Fleisch, Zwiebel und Knoblauch mit den Gewürzen und dem Zitronensaftmischen. Die frischen Kräuter waschen und kleinzupfen, dann unter das Fleisch mischen. Bohnen und Karotte werden gewaschen und klein geschnitten.

Fleisch und Gemüse in einen Schmortopf geben und salzen und pfeffern. Die Rinderbrühe zugießen und alles zugedeckt im Ofen ca. eine Stunde bei 200°C garen. 15 Minuten vor dem Garzeitpunkt werden die Datteln klein geschnitten und untergemischt. Dann heiß servieren.

AVOCADO-BEEREN-SALAT

2 Portionen, 1 Portion = 239 kcal

Zutaten:

50g Datteln
150g Himbeeren
2 EL Olivenöl
100g Avocado
1 EL Petersilie, gehackt
80g Cherrytomaten
1 rote Zwiebel
70g Amaranth
1 EL Kapern
50g Rucola
Kurkuma, Pulver
Salz
Pfeffer
1 EL Limettensaft

Zubereitung:

Amaranth nach Packungsanleitung mit einer Prise Kurkuma zubereiten. Von der geschälten Avocado wird der Kern entfernt und das Fruchtfleisch kleingeschnitten. Dieses wird beiseitegestellt.

Die geschälte Zwiebel wird gewürfelt. Tomaten werden gewaschen und geviertelt. Himbeeren abspülen und abtropfen lassen. Amaranth, Tomaten, Avocado, Petersilie, Himbeeren, Zwiebeln, Kapern und Datteln vermischen. Für das Dressing Limettensaft, Olivenöl, Salz und Pfeffer mischen und über den Salat geben. Dann servieren.

COUSCOUS MIT GARNELEN

2 Portionen, 1 Portion = 550 kcal

Zutaten:

100g Erbsen, tiefgekühlt
½ TL Kreuzkümmel
½ TL Curry
1 TL Kardamom
1 Stange Lauch
Salz
Pfeffer
150g Karotten
1 EL Olivenöl
400ml Gemüsebrühe
200g Buchweizen-Couscous
200g Garnelen, gekocht und geschält

Zubereitung:

Erbsen auftauen lassen. Den gewaschenen Lauch schneiden wir in Ringe. Die Karotten werden geschält und in Würfel geschnitten. Lauch und Karotten in einer Pfanne mit Olivenöl andünsten. Kardamom in die Pfanne einrühren und alles für fünf Minuten braten. Gemüsebrühe, Erbsen, Curry, Couscous und Kreuzkümmel zufügen und alles aufkochen lassen. Fünf Minuten quellen lassen, dann Garnelen unterheben, erneut erhitzen und servieren.

SELLERIE-APFEL-SALAT

1 Portion, 218 kcal

Zutaten:

60g saure Sahne
1 Apfel
3 EL Zitronensaft
2 Staudensellerie
Salz
Pfeffer
200g Knollensellerie
30g blaue Trauben
1 TL Senf
45g Walnüsse

Zubereitung:

Staudensellerie putzen und Blätter abziehen. Die Stange in Scheiben schneiden und Blätter beiseitelegen. Knollensellerie schälen und raspeln. Den gewaschenen Apfel in vier Teile schneiden und das Kerngehäuse rausschneiden. Dann in möglichst kleine Stücke schneiden. Sellerie und Apfel mit zwei Esslöffeln Zitronensaft vermischen. Trauben waschen und abtropfen lassen, dann unter Sellerie und Apfel mischen.

Senf mit der sauren Sahne und dem übrig gebliebenen Zitronensaft verrühren und salzen und pfeffern. Über den Salat schütten und alles miteinander vermischen. Die Sellerieblätter streifenförmig zerkleinern und ebenfalls untermischen. Salat kaltstellen und eine halbe Stelle durchziehen lassen. Walnusskerne in einer Pfanne ohne zusätzliches Öl rösten und hacken. Den Salat servieren und mit Walnüssen bestreuen.

AVOCADO-RADICCHIO-SALAT

1 Portion, 385 kcal

Zutaten:

3 Datteln
125g Brunnenkresse
80g Avocado
50g rote Zwiebel
100g Sellerie
2 EL Limettensaft
25g Haselnüsse, gehackt
1 EL Olivenöl
80g Radicchio
10g Sellerieblätter
2 Paprika
Petersilie, gehackt
Salz
Pfeffer

Zubereitung:

Brunnenkresse und Radicchio waschen und kleinschneiden. Avocado in der Mitte durchschneiden, Kern herausnehmen und Fruchtfleisch herauslösen, dann würfeln. Den geputzten Sellerie zerkleinern. Zwiebel hacken, Dattel entkernen und zerkleinern. Alles in eine Schale geben. Paprika abspülen, Kerngehäuse entfernen und Frucht zerkleinern und unterrühren. Das Dressing besteht aus Limettensaft, Olivenöl, Pfeffer und Salz. Salat mit dem Dressing anmachen, alles vermischen und mit Sellerieblättern garnieren. Vor dem Servieren die gehackten Haselnüsse darüber streuen.

GEMÜSESUPPE

2 Portionen, 1 Portion = 235 kcal

Zutaten:

1 Lauchstange
1 rote Zwiebel
1 Karotte
1 EL Olivenöl
3 EL Sojasoße
1 Bund Petersilie, frisch
60g Buchweizen
600ml Gemüsebrühe
Pfeffer

Zubereitung:

Zwiebel schälen und würfeln. Gewaschenen Lauch in Ringe zerkleinern, Karotte mit dem Sparschäler abziehen und würfeln. Olivenöl in einem Topf heiß werden lassen und darin Zwiebel, Lauch und Karotte darin andünsten. Buchweizen zugeben und mit Gemüsebrühe ablöschen. Bei niedriger Temperatur alles für 20 Minuten kochen. Petersilie abspülen und klein hacken. Sojasoße in die Suppe geben und diese mit Pfeffer und Salz abschmecken. Servieren und mit Petersilie garnieren.

TOMATEN-BOHNEN-GEMÜSE

2 Portionen, 1 Portion = 189 kcal

Zutaten:

200g Kirschtomaten
700g grüne Bohnen
Salz
Pfeffer
4 EL Olivenöl
2 rote Zwiebeln
½ Bund Basilikum
2 Knoblauchzehen

Zubereitung:

Bohnen abspülen, in der Mitte durchschneiden und in kochendem Wasser bissfest garen. Abgießen und beiseitestellen. Zwiebeln und Knoblauch werden zum Braten vorbereitet und dann in Olivenöl angedünstet. Tomaten waschen und halbieren. Basilikum abspülen und einzelne Blätter abzupfen. Gemüse auf Teller aufteilen und mit Basilikumblättern toppen.

BROKKOLI-SUPPE

2 Portionen, 1 Portion = 262 kcal

Zutaten:

1 TL Thymian, getrocknet
50g weiße Bohnen, Konserve
125g Brokkoli
½ Zwiebel
1 Knoblauchzehe
10g Blauschimmelkäse
Basilikum, frisch
2 TL Olivenöl
30g Staudensellerie
500ml Gemüsebrühe

Zubereitung:

Bohnen abgießen und abtropfen lassen. Den gewaschenen Brokkoli zerkleinern. Die geschälte Zwiebel würfeln. Ebenso den Knoblauch. Das Olivenöl wird in einem Topf erhitzt und Knoblauch, Zwiebel, Sellerie und Brokkoli zusammen mit dem Thymian angedünstet. Gemüsebrühe und Bohnen dazugeben und alles für 30 Minuten auf niedriger Stufe köcheln lassen. Den Blauschimmelkäse dazugeben, die Suppe auf Teller verteilen und vor dem Servieren mit Basilikumblättern garnieren.

INDISCHE SPINAT-LINSEN

2 Portionen, 1 Portion = 484 kcal

Zutaten:

180g gelbe Linsen
1 rote Zwiebel
300g Spinat
1 EL Kokosöl
800ml Gemüsebrühe
1 TL Currypulver
Salz
Pfeffer
½ TL Kurkuma
1 Chilischote, getrocknet

Zubereitung:

Die Zwiebel schälen und fein hacken. Kokosöl in einer Pfanne heiß werden lassen und Zwiebel anbraten. Der Reihe nach die Linsen, das Currypulver, Kurkuma, die Chilischote und die Gemüsebrühe einrühren und alles ca. 30 Minuten kochen. Den Spinat waschen und unter die Linsen mischen. Alles erneut aufkochen und kurz quellen lassen. Mit Salz und Pfeffer würzen und servieren.

RINDFLEISCHSPIEẞE

1 Portion, 1096 kcal

Zutaten:

250g Rindfleisch
2 Zwiebeln
1 Paprika
3 EL Olivenöl
1 EL Rotweinessig
¼ Eisbergsalat
Salz
Pfeffer
Knoblauchpulver

Zubereitung:

Das Fleisch wird gewürfelt. Die geschälte Zwiebel in der Mitte durchschneiden und dann die Schichten abzupfen. Paprika waschen und Kerne entfernen, dann in mundgerechte Würfel schneiden. Holzspieße in Wasser einlegen und abwechselnd Fleisch, Zwiebel und Paprika aufspießen. Die Spieße mit Knoblauch, Pfeffer und Salz würzen.

Olivenöl in einer geeigneten Pfanne sehr heiß werden lassen, dann die Spieße rundherum anbraten. Die Hitze zurückschalten, und die Spieße in der Pfanne weitergaren. Währenddessen aus einem Esslöffel Olivenöl, dem Rotweinessig und Salz und Pfeffer ein Dressing mischen. Den Salat waschen und klein schneiden, dann mit dem Dressing anmachen. Spieße mit dem Salat servieren.

GRÜNKOHLSALAT MIT KURKUMA-HÄHNCHEN

1 Portion, 737 kcal

Zutaten:

1 TL Kokosöl
¼ Zwiebel, gewürfelt
1 Knoblauchzehe, gewürfelt
1 Knoblauchzehe, gerieben
150g Hackfleisch, Hähnchen
Salz
Pfeffer
1 TL Limettenschale
1 TL Kurkuma
2 Grünkohlblätter, gehackt, ohne Stiel
1 EL Kürbiskerne
1 Tasse Brokkoli, in Röschen
½ Avocado, in Streifen
Petersilie, frisch
Koriander, frisch
1 TL Honig
2 EL Limettensaft
2 EL Olivenöl
1 TL Senf

Zubereitung:

Kokosöl wird in der Pfanne erhitzt und die Zwiebel darin angebraten. Hähnchenfleisch und gewürfelte Knoblauchzehe wird in die Pfanne dazugegeben und kurz mitgebraten. Limettenschale, Kurkuma, Pfeffer und Salz unterrühren. Unter Rühren ca. fünf Minuten garen und abgedeckt zur Seite stellen. Brokkoli in einem separaten Topf zwei Minuten kochen, dann kalt abspülen. Gegebenenfalls in kleine Stücke schneiden.

Honig, geriebene Knoblauchzehe, ein Esslöffel Limettensaft, 1 Esslöffel Olivenöl und 1 Teelöffel Senf zum Dressing vermischen und mit den Grünkohlblättern vermischen. Salat auf einem Teller anrichten, Hähnchen und Brokkoli darauf verteilen und mit Kürbiskernen und Avocadostreifen garnieren. Dann servieren.

GEFÜLLTE PAPRIKA

2 Portionen, 1 Portion = 604 kcal

Zutaten:

2 Paprika
150ml Gemüsebrühe
200g Tomaten, geschält, Konserve
125g Hackfleisch, Rind
2 EL Olivenöl
Knoblauchpulver
½ Zwiebel
Italienische Kräuter
½ TL Currypulver
100g Vollkornreis
Salz
Pfeffer

Zubereitung:

Backofen auf 200°C vorheizen. Hackfleisch in Öl in der Pfanne anbraten. Die zerkleinerte Tomate zum Hackfleisch in die Pfanne fügen. Mit den Gewürzen abschmecken. Wärme reduzieren und zehn Minuten weitergaren. Den Reis in der Gemüsebrühe garen.

Sobald die Gemüsebrühe verdampft ist, ist der Reis fertig. Paprika waschen und den Deckel entfernen und das Kerngehäuse herausnehmen. Reis und Hackfleisch mischen und in die Paprika füllen. Paprika in eine ofenfeste Form stellen und den Boden der Form mit etwas Wasser bedecken. Backofen auf 150°C zurückstellen und die Paprika für 30 Minuten garen.

RUMPSTEAK MIT GEMÜSEPOMMES

1 Portion, 698 kcal

Zutaten:

1 Bund Schnittlauch
8 EL Olivenöl
150g Rumpsteak
3 Karotten
1 Kohlrabi
150g Magerquark
Salz
Pfeffer

Zubereitung:

Karotten und Kohlrabi werden geschält und in Stifte geschnitten. Sechs Esslöffel des Öls in einer Pfanne heiß werden lassen und die Gemüsepommes darin frittieren. Quark mit Pfeffer und Salz würzen. Den gehackten Schnittlauch unter den Quark rühren. Das übrige Öl in einer separaten Pfanne erhitzen und das Steak je nach Vorliebe darin braten. Steak mit den Gemüsepommes und dem Schnittlauchquark auf einem Teller anrichten und servieren.

LINSENSUPPE MIT TOFU

1 Portion, 469 kcal

Zutaten:

1 Knoblauchzehe
1 Chili
1 Stück Ingwer
½ Zitrone, Saft
1 EL Olivenöl
1 TL Curry
Salz
Pfeffer
180ml Gemüsebrühe
80g Tofu
70g Joghurt, fettarm
50g rote Linsen
1 Zwiebel

Zubereitung:

Knoblauch und Zwiebel schälen, in der Hälfte durchschneiden und würfeln. Geschälten Ingwer zerkleinern und mit Knoblauch und Zwiebel in Öl in einem Topf kurz anbraten. Linsen in den Topf zugeben und mit Gemüsebrühe auffüllen. Mit Curry würzen und zehn Minuten bei moderater Hitze garen. In einer Schale Joghurt mit dem Zitronensaft vermischen. Die Chili wird gehackt und mit dem Joghurt gemischt, gegebenenfalls mit Pfeffer und Salz gewürzt. Tofu wird zerkleinert und rundherum angebraten. Zu der Linsensuppe geben und aufkochen. Würzen und mit Joghurt anrichten.

KICHERERBSEN-SALAT

1 Portion, 230 kcal

Zutaten:

1 TL Honig
100g Rotkohl
1 TL Senf
100g Paprika
10g Walnüsse, gehackt
50g Babyspinat
Pfeffer
Salz
75g Kichererbsen, Konserve
½ Blutorange
Kurkumapulver
1 EL Orangensaft

Zubereitung:

Den Rotkohl waschen, grob zerkleinern und raspeln. Paprika waschen, entkernen und kleinwürfeln. Kichererbsen abgießen, abspülen und abtropfen lassen. Walnüsse anrösten und auskühlen lassen. Die Schale der Blutorange entfernen und das Fruchtfleisch in schöne Scheiben schneiden. Honig, Senf, eine Prise Kurkuma, Orangesaft, ein bisschen Wasser, Pfeffer und Salz vermischen, um das Dressing zu bilden. Den Babyspinat abspülen, trocknen und alle Zutaten in einer Schale vermischen. Dann servieren.

TOFUGEMÜSE AUS DEM WOK

1 Portion, 297 kcal

Zutaten:

100g Tofu
1 TL Kokosöl
1 Chilischote
1 Zwiebel
1 Chinakohl
50g Karotten
50g Weißkohl
50g Sellerie
Curry

Zubereitung:

Die Karotten und der Sellerie werden geschält und gewürfelt. Weißkohl wird gewaschen und in Streifen geschnitten. Chinakohl waschen und kleinschneiden. Tofu auspressen und zerkleinern. Zwiebel zum Braten vorbereiten. Chilischote halbieren, Kerne auskratzen und fein hacken. Olivenöl im Wok heiß werden lassen und Zwiebeln andünsten. Alles Gemüse beifügen und anbraten. Nach ca. 5 Minuten wird der Tofu hinzugefügt und alles mit Salz, Pfeffer und Curry gewürzt. Heiß servieren.

PUTENGESCHNETZELTES MIT BLUMENKOHL

1 Portion, 556 kcal

Zutaten:

150g Putenschnitzel
40g getrocknete Tomaten
170g Blumenkohl
10g Petersilie
1 Knoblauchzehe
1 Chilischote
1 TL Salbei, getrocknet
1 Stück Ingwer
2 EL Olivenöl
1 EL Kapern
½ Zitrone, Saft
2 TL Kurkuma
1 EL Wasser
½ rote Zwiebel

Zubereitung:

Der Blumenkohl wird gewaschen, grob zerteilt und in einem Mixer zerkleinert. Zwiebel und Knoblauch schälen und würfeln. Chili waschen und in Ringe schneiden. Um die Schärfe zu minimieren, die Kerne entfernen. Ingwer wird geschält und kleingerieben.

Zwiebel, Knoblauch, Ingwer und Chili in Öl anbraten. Blumenkohl und Kurkuma zufügen und alles eine Minute lang scharf anbraten. Die Pfanne wird vom Herd genommen und die Tomaten und die Hälfte der Petersilie werden untergemischt.

Das restliche Öl mit dem Salbei in einer weiteren Schale verrühren. Das Schnitzel in Streifen schneiden, in dem Salbeiöl marinieren und anbraten. Wasser, Zitronensaft, Kapern und restliche Petersilie zufügen und alles braten. Geschnetzeltes und Blumenkohl auf einem Teller anrichten und servieren.

GEFÜLLTE PITA-TASCHEN

1 Portion, 412 kcal

Zutaten:

30g Walnüsse
50g Tomaten
50g rote Zwiebel
50g Gurke
50g Rucola
1 Vollkornpita
Rapsöl
Zitronensaft
Salz
Pfeffer

Zubereitung:

Die Tomaten waschen und würfeln. Die Gurke wird gewaschen und in Scheiben geschnitten. Geschälte Zwiebel würfeln. Rucola wird gewaschen und trocken geschüttelt. Rapsöl, Zitronensaft, Pfeffer und Salz mischen. Pitatasche auf den Toaster oder kurz in den Backofen legen. Alle Zutaten in eine Schüssel füllen, mit dem Dressing vermischen und in die Pitataschen füllen und servieren.

HÄHNCHEN MEDITERRAN

2 Portionen, 1 Portion = 463 kcal

Zutaten:

5 EL Zitronensaft
3 EL Petersilie, gehackt
2 Eier
4 Knoblauchzehen
1 TL Zitronenabrieb
1 Chilischote
1 EL Öl
1 Stück Ingwer
600g Hähnchenbrustfilet
Salz
Pfeffer

Zubereitung:

Der geschälte Knoblauch wird feingehackt, der Ingwer wird geschält und gerieben. Die Chili halbieren, die Kerne auskratzen und ebenfalls hacken. Hähnchen waschen, trockenreiben und in Scheiben schneiden. Eier in einer Schüssel aufschlagen und mit Petersilie, Ingwer, Knoblauch, Chili, Zitronensaft, Zitronenabrieb, Pfeffer und Salz verrühren. Hähnchenfleisch in dieser Soße marinieren und mindestens eine halbe Stunde ruhen lassen. Das Hähnchen kurz allseitig anbraten. Dazu passt Salat oder Reis.

EIER AUF MAROKKANISCHE ART

1 Portion, 524 kcal

Zutaten:

1 TL Olivenöl
½ Paprika
½ Schalotte
1 Knoblauchzehe
½ Zucchini
200g gehackte Tomaten, Konserve
200g Kichererbsen, Konserve
10g Petersilie, gehackt
2 Eier
Salz
Kreuzkümmel
Zimt
Chilipulver

Zubereitung:

Die Paprika wird gewaschen, entkernt und zerkleinert. Schalotte und Knoblauchzehe werden geschält und fein gehackt. Zucchini wird gewaschen und klein geschnitten. Für die Soße wird die Paprika angebraten und nach fünf Minuten werden der Knoblauch und die Zucchini zugefügt. Alles würzen. Zwischenzeitlich die Kichererbsen abschütten und trocknen lassen. Jetzt die Tomaten und die Kichererbsen in den Topf schütten und alles auf moderater Hitze für 30 Minuten einkochen lassen.

Die Soße sollte ihr Volumen um etwa ein Drittel verringern. Dann wird die Petersilie eingerührt. Den Backofen zwischenzeitlich auf 200°C vorheizen. Sobald die Soße eingekocht ist, in eine ofenfeste Form gießen. Darauf vorsichtig die Eier gießen. Die Ofenform mit Alufolie abdecken und für eine Viertelstunde backen, dann heiß servieren.

GEFÜLLTE AUBERGINE

1 Portion, 275 kcal

Zutaten:

Knoblauchpulver
Petersilie
Salz
Pfeffer
1 Aubergine
200g geschälte Tomaten, Konserve
2 Scheiben Vollkornbrot

Zubereitung:

Den Backofen auf 200°C vorheizen. Auberginen putzen und mittig durchschneiden, dann das Fruchtfleisch auskratzen. Dieses Fruchtfleisch klein schneiden und würzen. Das Vollkornbrot zerbröseln und zu dem Auberginen-Fruchtfleisch geben. Die Tomaten ebenfalls unterrühren. Die Masse in die Auberginenhälften füllen und diese in eine Ofenform legen. In diese Auflaufform wird ein wenig Wasser gegeben, sodass der Boden bedeckt ist. Für ca. 30 Minuten backen, dann servieren.

SALAT AM SPIEß

1 Portion, 971 kcal

Zutaten:

1 EL Olivenöl
1 TL Balsamicoessig
Zitronensaft
½ Knoblauchzehe
Basilikum, frisch
Oregano, frisch
Salz
Pfeffer
50g Gurke
50g Feta
4 schwarze Oliven
4 Kirschtomaten
½ Paprika
½ Zwiebel

Zubereitung:

Vorab einen Holzspieß in Wasser einweichen. Die Paprika wird gewaschen und in Würfel geschnitten. Die Zwiebel halbieren und in ihre Schichten teilen. Die Gurke waschen und in Scheiben schneiden. Je nach Größe der Scheiben, diese halbieren. Feta würfeln, Oliven gegebenenfalls entsteinen. Diese Zutaten jetzt abwechselnd auf den Holzspieß stecken. Knoblauch wird geschält und fein gehackt, die Kräuter gewaschen und zerkleinert. Die Kräuter und den Knoblauch mit Olivenöl und Zitronensaft zu einem Dressing verrühren. Dieses Dressing großzügig über den Salatspieß geben und servieren.

KRESSESALAT

2 Portionen, 1 Portion = 366 kcal

Zutaten:

Limettensaft
Salz
Pfeffer
1 EL Olivenöl
3 Datteln, entsteint
10g Sellerieblätter, gehackt
10g Petersilie, gehackt
50g rote Zwiebel
25g Haselnüsse
2 Paprika
80g Radicchio
100g Sellerie
80g Avocado, gewürfelt
125g Brunnenkresse

Zubereitung:

Kresse putzen und abtropfen lassen. Radicchio waschen und kleinschneiden. Sellerie waschen zerkleinern, geschälte Zwiebeln würfeln. Datteln ebenfalls kleinschneiden. Paprika waschen, herausnehmen und würfeln. Haselnüsse grob hacken. All diese Zutaten in einer Schale vermischen und mit einer Soße aus Limettensaft, Olivenöl, Pfeffer und Salz toppen. Salat gut vermischen und mit den Sellerieblättern und Petersilie garnieren. Dann servieren.

BIRNEN-SELLERIE-SALAT

2 Portionen, 1 Portion = 399 kcal

Zutaten:

100g Birnen
100g Knollensellerie
10g Zwiebel
35g Chicorée
50g Apfel
50g Walnüsse
50g Rucola
100g Karotten
Limettensaft
1 TL Senf
Curry
1 EL Kapern
2 EL Rapsöl
1 TL Balsamico
5g Selleriegrün
5g Petersilie
Salz
Pfeffer

Zubereitung:

Birnen und Apfel schälen, vom Kerngehäuse befreien und würfeln. Geschälten Sellerie raspeln. Karotten schälen und in feine Scheiben schneiden. Rucola und Chicorée putzen und trockenschleudern, Walnüsse hacken. Zwiebel schälen und möglichst klein würfeln. Kapern und restliche Zutaten in einer Schüssel vermischen.

Das Dressing besteht aus dem Rapsöl, dem Balsamico, dem Limettensaft, dem Senf, etwas Curry und Salz und Pfeffer. Das geben wir über den Salat und vermischen alles. Salat ca. 20 Minuten ruhen lassen. Mit gehackter Petersilie toppen und servieren.

HACKBÄLLCHENSPIEß

1 Portion, 278 kcal

Zutaten:

1 Stange Zitronengras
1 Ei
1 Knoblauchzehe
½ Chilischote
1 EL Koriander, gehackt
½ TL Kurkuma
1 EL Limettensaft
½ EL Olivenöl
Pfeffer
100g Hackfleisch, Pute

Zubereitung:

Zitronengras abspülen und in Längsrichtung halbieren. Knoblauch und Chili schälen bzw. waschen und dann klein schneiden. Hackfleisch mit dem Öl, Ei, Knoblauch, Chili, Limettensaft, Koriander, Kurkuma, und Pfeffer in einer Schüssel gut vermischen. Aus dieser Masse mit den Händen kleine Bällchen formen. Diese Hackfleischbällchen auf das Zitronengras spießen und in einer Pfanne oder auf dem Grill anbraten.

RÜHREI MIT PILZEN

1 Portion, 291 kcal

Zutaten:

2 Eier
20g Grünkohl, gehackt
1 TL Olivenöl
1 TL Curry
1 TL Kurkuma
½ Chili, gehackt
5g Petersilie, gehackt
1 Handvoll Pilze nach Wahl, es eignen sich je nach Saison: Pfifferlinge, Egerlinge, Champignons oder Austernpilze

Zubereitung:

Curry und Kurkuma mit etwas Wasser zu einer Paste verrühren. Grünkohl kurz andünsten. Pilze putzen und in feine Streifen schneiden, dann mit der Chili und etwas Öl bei moderater Hitze anbraten. Die Pilze sollten weich werden, wenn Flüssigkeit austritt, sollte diese größtenteils verdampfen. Eier aufschlagen und mit den Gewürzen verquirlen, dann über die Pilze gießen. Ei stocken lassen, dann umrühren. Grünkohl zufügen, eine weitere Minute braten und dann Hitze wegnehmen. Vor dem Servieren Petersilie über das Rührei streuen.

TOMATENSUPPE

2 Portionen, 1 Portion = 325 kcal

Zutaten:

1 rote Zwiebel
1 Knoblauchzehe
1 Chilischote
250g Kirschtomaten
1 TL Garam Masala
1 EL Leinöl
250ml Gemüsebrühe
100ml Olivenöl
Salz
Pfeffer
Zucker
1 Bund Petersilie
1 Dose Tomaten, stückig

Zubereitung:

Zwiebel und Knoblauch zum Braten vorbereiten. Chili wird gewaschen und in Scheiben geschnitten, Kirschtomaten abgespült und halbiert. Zwiebel, Knoblauch und Chili kurz in Leinöl anbraten. Garam Masala, Kirschtomaten, stückige Tomaten und Gemüsebrühe einrühren und aufkochen lassen. Dann Hitze reduzieren und alles abgedeckt kurz kochen lassen. Petersilie abspülen und mit dem Olivenöl pürieren. Die Tomatensuppe mit einem Pürierstab zerkleinern, erneut aufkochen und dann auf zwei Schalen verteilen. Das Petersilienöl einrühren und servieren.

MOZARELLA-FRITATTA

2 Portionen, 1 Portion = 184 kcal

Zutaten:

30g Grünkohl, gehackt
30g Zwiebel, in Ringe geschnitten
30g Babyspinat
15g Mozzarella
2 Eier
1 Knoblauchzehe
1 TL Olivenöl
1 TL Petersilie, gehackt
1 TL Kräuter der Provence

Zubereitung:

Den Backofen auf 180°C vorheizen. In einem ofenfesten Topf oder Pfanne Knoblauch, Zwiebel und Knoblauch in Öl anbraten. Eier aufschlagen und verquirlen, dann das angedünstete Gemüse darunter rühren. Mit den Kräutern würzen und Mozzarella stückweise dazugeben. Ei-Gemisch in die Pfanne geben und für ca. 30 Minuten bei niedriger Hitze anbraten. Die Pfanne oder den Topf dann für 15 Minuten in den Ofen stellen, das Ei sollte vollkommen gestockt sein. Babyspinat waschen und trockenschleudern und zu den Eiern servieren.

KRÄUTERFORELLE MIT KARTOFFELSALAT

1 Portion, 353 kcal

Zutaten:

1 rote Zwiebel
1 TL Olivenöl
1 TL Petersilie
20g Stangensellerie
100g Kartoffeln
½ Zitrone, Saft
35g Brunnenkresse
1 TL Kapern
100g Forelle, geräuchert

Zubereitung:

Kartoffeln schälen, gegebenenfalls halbieren und 20 Minuten garen. Sellerie wird geputzt und kleingeschnitten. Die Zwiebel wird geschält und in feine Ringe geschnitten, die Zitrone ausgepresst. Olivenöl vermischen wir mit Petersilie, Zwiebel, Zitronensaft und Sellerie. Kartoffeln werden abgegossen und mit einer Gabel zerdrückt. Das Dressing wird zusammen mit den Kapern über die Kartoffeln gegeben und vermischt. Den Fisch schneiden wir in Streifen und bestreuen ihn mit der Petersilie. Dann wird der Fisch zusammen mit dem Kartoffelsalat serviert.

Rezepte für Desserts & Snacks

SNACK-BITES

15 Stück, 1 Stück = 76 kcal

Zutaten:

120g Walnüsse
30g dunkle Schokolade (mind. 80% Kakaoanteil)
1 EL Kakaopulver
1 EL Olivenöl
Vanillearoma

Zubereitung:

Die Schokolade zerbrechen und in einem Mixer zusammen mit den Walnüssen zu einem feinen Pulver zerhacken. Kakaopulver, Olivenöl und Vanillearoma in den Mixer zugeben und vermengen. Je nach Konsistenz Wasser zufügen. Aus der Masse werden jetzt kleine Kugeln geformt und für mindestens zwei Stunden kaltgestellt.

ERDBEER-JOGHURT MIT INGWER UND HONIG

1 Portion, 342 kcal

Zutaten:

150g Erdbeeren
10g Ingwer (frisch)
Minze
2 TL Honig
300g Joghurt

Zubereitung:

Die Erdbeeren waschen, vom Strunk befreien und vierteln. Den geschälten Ingwer reiben. Die Minze waschen, trocknen lassen und kleinschneiden. Joghurt mit dem Honig, Ingwer und den Erdbeeren vermischen und in einer Schale anrichten. Mit Minze dekorieren und servieren.

WALNUSSKUCHEN

8 Stücke, 1 Stück = 451 kcal

Zutaten:

350g Walnüsse
4 Eier
200g Zucker
Puderzucker

Zubereitung:

Den Ofen auf 180°C vorheizen. Die Walnüsse im Mixer zu Mehl mahlen. Die Eier trennen und zum Eigelb ¾ des Zuckers zugeben und schaumig schlagen. Walnussmehl unterheben. Das Eiweiß wird mit dem Rest des Zuckers steif geschlagen und vorsichtig unter die Eigelb-Walnuss-Masse gemischt. Jetzt wird eine Springform eingefettet und der Teig wird eingefüllt. Für ca. 35 Minuten backen und dann auskühlen lassen. Vor dem Anschneiden mit Puderzucker bestreuen.

KURKUMA LATTE

2 Portionen, 1 Portion = 227 kcal

Zutaten:

1 Stück Ingwer
1 Stück Kurkuma
500ml Sojadrink
1/3 Vanilleschote
2 Datteln

Zubereitung:

Geschälten Kurkuma und Ingwer zerkleinern. Die Vanilleschote wird aufgeschnitten und deren Mark ausgekratzt. Ingwer, Kurkuma und das Vanillemark mit dem Sojadrink in einem Topf erhitzen. Den Deckel auflegen und kurz aufkochen, dann unter Rühren ca. fünf Minuten garen. Datteln in einem Mixer pürieren und zu der Milch hinzufügen und vermengen. Möglichst heiß servieren.

SÜßKARTOFFEL-CHIPS

1 Portion = 398 kcal

Zutaten:

100g Süßkartoffel
2 EL Olivenöl
Salz
Chilipulver
Paprikapulver
Ingwerpulver

Zubereitung:

Den Backofen auf 200°C vorheizen. Die geschälten Süßkartoffeln dünn hobeln und mit Olivenöl und den Gewürzen marinieren. Die Chips auf einem Backblech verteilen und für ca. 15 Minuten backen. Sie sollten knusprig sein. Dann servieren.

KAFFEE MIT MATCHASCHAUM UND ZIMT

2 Portionen, 1 Portion = 22 kcal

Zutaten:

2 Tassen Kaffee
½ TL Zimt
2 TL Matchapulver
60ml Sojamilch

Zubereitung:

Das Matchapulver in der Sojamilch auflösen und mit einem Handmixer schaumig schlagen. Den Schaum auf den frisch aufgebrühten Kaffee geben und Zimt durch ein Sieb auf den Schaum geben und servieren.

ERDNUSS-RIEGEL MIT ROSINEN

8 Portionen, 1 Portion = 276 kcal

Zutaten:

½ Orange
100g ungesalzene Erdnüsse
30g Butter
30g Zucker
100g Honig
150g kernige Haferflocken
50g Haferflakes
50g Rosinen

Zubereitung:

Den Backofen auf 130°C vorheizen. Die Erdnüsse werden grob gehackt. Die Butter und den Zucker mit dem Honig in einem Topf zerlassen. Die Orange auspressen und den Saft in den Topf dazugeben. Die Erdnüsse, Haferflocken und Haferflakes in den Topf zugeben und alles vermischen und anrösten. Die Rosinen werden untergehoben und alles auf einem Backblech verteilt. Alles für ca. eine Viertelstunde backen und auskühlen lassen. Dann in Riegel schneiden und servieren.

MINZ-SCHOKO-CREME

4 Portionen, 1 Portion = 165 kcal

Zutaten:

1 Tafel dunkle Schokolade (80% Kakaoanteil)
3 TL Kokosöl
2 TL Kakaopulver
1 TL Pfefferminzextrakt
2 Eiweiß
Minzblätter

Zubereitung:

Die Schokolade grob zerbrechen und im Wasserbad schmelzen. Kakaopulver, Pfefferminzextrakt, Kokosöl und geschmolzene Schokolade vermischen. Das Eiweiß wird steif geschlagen und vorsichtig untergemischt. Die Schokocreme wird in Schalen gefüllt und kaltgestellt. Nach 15 Minuten mit Minzblättern dekorieren und servieren.

JOHANNISBEER-WACKELPUDDING

4 Portionen, 1 Portion = 500 kcal

Zutaten:

800g schwarze Johannisbeeren
1 ½ Liter Wasser
400g Zucker

Zubereitung:

Die gewaschenen Johannisbeeren mit dem Wasser in einen großen Topf schütten und bei mittlerer Hitze eine Stunde kochen. Dann komplett abkühlen lassen. Ein feines Sieb über eine Schüssel legen und die Johannisbeermasse durchtropfen lassen. Das kann bis zu 18 Stunden dauern. Wichtig hierbei ist, dass die Masse nicht durchgedrückt wird, da der Wackelpudding ansonsten milchig wird. Die Flüssigkeit in einen Topf schütten und mit dem Zucker mischen. Alles aufkochen und für ca. 20 Minuten simmern lassen. Portionsweise in kleine Schüsseln geben und nochmal kaltstellen, mindestens vier Stunden. Dann servieren.

KOKOS-HEIDELBEER-EISCREME

4 Portionen, 1 Portion = 357 kcal

Zutaten:

2 EL Kokosraspeln
1 EL Kokosblütenzucker
100ml Kokosmilch
400g Heidelbeeren (gefroren)

Zubereitung:

Für dieses Rezept ist es tatsächlich wichtig, dass tiefgefrorene Heidelbeeren verwendet werden. Entweder direkt gefroren kaufen oder frische Heidelbeeren mindestens 24 Stunden einfrieren. Die Heidelbeeren mit dem Kokosblütenzucker, den Kokosraspeln, und der Kokosmilch klein mixen. Es sollten keine Stückchen mehr übrig sein. Bei Bedarf ein wenig Wasser zufügen, um die Konsistenz zu verbessern. Alles in einen geeigneten Behälter füllen und mindestens drei Stunden lang einfrieren. Dann portionsweise servieren.

SCHOKOLADEN-MATCHA-MUFFINS

6 Stück, 1 Stück = 536 kcal

Zutaten:

250g Buchweizenmehl
1 TL Backpulver
1 TL Kaffeepulver
1 Eiweiß
1 Ei
130g Joghurt (fettreduziert)
1 TL Vanilleextrakt
1 TL Matchapulver
125g Zucker

Zubereitung:

Zucker, Mehl, Kaffeepulver und Backpulver miteinander mischen. Das Eiweiß wird steif geschlagen. Matchapulver wird durch ein feines Sieb gesiebt und mit dem Eiweiß vermischt. Die Masse in den Kühlschrank stellen. Den Backofen auf 180°C vorheizen. Zwischenzeitlich Ei, Vanille und Joghurt vermischen und unter die trockenen Zutaten heben. Alles zu einer glatten Creme mischen. Der Teig wird in eine Muffinform gefüllt und für ca. 25 Minuten backen. Sobald die Muffins fertig sind, sollten sie komplett auskühlen. Die Muffins dann mit dem Matchaschaum toppen und servieren.

SCHOKOLADE SELBSTGEMACHT

5 Portionen, 1 Portion = 84 kcal

Zutaten:

1 Vanilleschote
100g Kakaobutter
50g Mandelmus
2 EL Kakaopulver

Zubereitung:

Die Vanilleschote aufschneiden und das Mark auskratzen. Die Kakaobutter schmelzen lassen. Den Topf dann vom Herd nehmen und Vanillemark, Mandelmus und Kakaopulver zufügen. Alles ordentlich verrühren und in eine Silikonform füllen. Die Form in den Kühlschrank stellen, bis die Schokolade fest geworden ist.

SCHOKO-FRÜCHTE

3 Portionen, 1 Portion = 518 kcal

Zutaten:

10 Erdbeeren
50g Ananas (Konserve)
½ Mango
30g Heidelbeeren
½ TL Vanilleextrakt
75g dunkle Schokolade (mindestens 85% Kakaoanteil)

Zubereitung:

Die Schokolade schmelzen und Vanilleextrakt langsam unterrühren. Zwischenzeitlich Erdbeeren putzen und das Grün entfernen. Die Ananas sollte abtropfen und in Stücke geschnitten werden. Geschälte Mango kleinschneiden. Heidelbeeren abspülen und abtropfen lassen. Erdbeeren, Ananas- und Mango-Stücke in Schokolade eintauchen und auf ein Backpapier ausbreiten. Vorsicht, Schokolade ist wahrscheinlich sehr heiß! Gegebenenfalls Obststücke auf einen Holzstab spießen. Je nach Zimmertemperatur die Schoko-Früchte stehen lassen oder im Kühlschrank fest werden lassen, dann schön anrichten und servieren.

NO-BAKE-BROWNIES

5 Portionen, 1 Portion = 597 kcal

Zutaten:

1 Tasse Kakaopulver
2 Tassen Vanillepaste
¼ Tasse Mandeln
2 Tassen Walnusskerne
1 Prise Salz
1 Tasse Datteln ohne Stein

Zubereitung:

Kakao, Vanillepaste, Mandeln, Walnüsse, Datteln und Salz zusammen vermixen und zu einem glatten Teig zerkleinern. Eventuell Wasser zufügen, aber Achtung – der Teig darf nicht zu flüssig oder zu klebrig werden. Aus dem Teig kleine Küchlein formen und auf einem Backblech verteilen. Die Brownies mindestens zwei Stunden in den Kühlschrank stellen und servieren. Nach Belieben mit Puderzucker oder frischen Früchten servieren.

AVOCADO-SCHOKO-CREME

2 Portionen, 1 Portion = 227 kcal

Zutaten:

1 Avocado
1 Banane
Minze (frisch)
30g Kakaopulver

Zubereitung:

Avocado in der Mitte durchschneiden, den Kern herauslösen und das Fruchtfleisch mit der geschälten Banane in eine Schale füllen. Avocado mit Kakaopulver pürieren. Eine feine, glatte Creme sollte entstehen. Creme auf zwei Schalen verteilen und kaltstellen. Gewaschene Minze trocknen und die Blätter abzupfen. Vor dem Servieren auf die Schalen verteilen.

FROZEN-FRUCHT-JOGHURT

4 Portionen, 1 Portion = 295 kcal

Zutaten:

300g Himbeeren
125g Heidelbeeren
100g Erdbeeren
1 EL Zitronensaft
350g Naturjoghurt
150g Quark (Vollfett)
30g Akazienhonig

Zubereitung:

Himbeeren und Heidelbeeren waschen und abtropfen lassen. Erdbeeren putzen, Strunk entfernen und halbieren. Beeren, Zitronensaft und Honig pürieren. Joghurt und Quark unter das Beerenpürree heben und alles verrühren. In ein geeignetes Gefäß füllen und für 24 Stunden kaltstellen. Portionsweise servieren.

APFEL-BUCHWEIZEN-MUFFINS

12 Stück, 1 Stück = 224 kcal

Zutaten:

4 Eier
300g Äpfel (Sorte beliebig, wobei süße Sorten besser passen)
2 EL Zitronensaft
100g Butter
2 EL Honig
½ TL Vanillemark
150g Buchweizenmehl
100g gemahlene Mandeln
2 TL Backpulver
Kokosfett (zum Einfetten der Backform)

Zubereitung:

Backofen auf 175°C vorheizen, Butter und Kokosfett bei Zimmertemperatur weich werden lassen bzw. schmelzen lassen. Eier trennen und in einer Schüssel das Eiweiß steif schlagen und beiseite stellen. Äpfel schälen, Kerne entfernen und in eine Schüssel grob raspeln. Zitronensaft über die Apfelraspeln träufeln, verrühren und beiseitestellen. Eigelb mit Butter, Vanillemark und Honig in einer separaten Schüssel vermengen. Buchweizenmehl, Mandelmehl, Apfelraspel und Eischnee unterheben und vermischen. Die Muffinformen einfetten und den Teig darauf verteilen. Muffins 20 Minuten backen, auskühlen lassen und dann servieren.

WALNUSSKUCHEN

8 Portionen, 1 Portion = 453 kcal

Zutaten:

350g Walnusskerne
4 Eier
200g Zucker
1 TL Puderzucker

Zubereitung:

Den Backofen auf 180°C vorheizen. Walnüsse in einem Mixer zu einem feinen Mehl zerkleinern. Eier trennen und Eigelb mit ¾ des Zuckers verrühren. Es sollte eine schaumige, hellgelbe Masse entstehen. Walnussmehl und Ei-Masse mischen und beiseitestellen. Eiweiß und restlichen Zucker steif schlagen und vorsichtig unter die Ei-Mehl-Mischung rühren. Eine Springform einfetten und den Teig einfüllen. Alles für ca. 35 Minuten backen. Kuchen stürzen, abkühlen lassen und Puderzucker darüber streuen.

HIMBEERMOUSSE

2 Portionen, 1 Portion = 151 kcal

Zutaten:

250g Himbeeren
100g Naturjoghurt
1 Banane (je reifer, desto besser!)
Limettensaft

Zubereitung:

Himbeeren waschen und abtropfen lassen. Für das Topping ein paar beiseitelegen, den Rest in einen Mixer geben. Die Banane wird geschält, grob zerkleinert und ebenfalls in den Mixer gegeben. Jetzt wird alles püriert und in Schüsseln gefüllt. Die Himbeeren obendrauf legen und im Kühlschrank fest werden lassen. Dann servieren.

LIMETTE-VANILLE-QUARKKUCHEN

6 Portionen, 1 Portion = 488 kcal

Zutaten:

150g Cashewkerne
75g Kokosfett
135g Datteln ohne Kerne
120ml Pflanzenmilch
½ Limette
½ TL Vanille Aroma
1 Prise Salz
75g Walnüsse (gemahlen)
10g Buchweizenflocken
100g Himbeeren
100g dunkle Schokolade (mind. 85% Kakaoanteil)

Zubereitung:

Cashews in der Pflanzenmilch einweichen lassen. Limette heiß und gründlich abspülen, Schale abreiben, dann halbieren und Saft auspressen. Für den Boden: 75 Gramm der Datteln zerkleinern und mit den Buchweizenflocken und dem Walnussmehl zu einem Teig vermischen und diesen in Muffinformen leicht am Boden und Rand andrücken. Formen in den Kühlschrank stellen.

Eingeweichte Cashews, Pflanzenmilch, Kokosfett, Datteln und Salz zu einer homogenen Masse pürieren. Vanillearoma, Limettenschale und Limettensaft in diesen Teig unterrühren. Muffinformen aus dem Kühlschrank nehmen und mit der Limetten-Vanille-Creme befüllen. Alles wieder kaltstellen und mindestens drei Stunden fest werden lassen. Für das Topping: Schokolade grob hacken und Himbeeren waschen und abtropfen lassen. Muffins aus dem Kühlschrank nehmen und mit dem Topping garnieren. Dann servieren.

SCHOKO-SOUFFLEE

5 Portionen, 1 Portion = 461 kcal

Zutaten:

125g Kokosfett
100g dunkle Schokolade (mind. 85% Kakaoanteil)
40g Kakaopulver
10g Walnüsse (gemahlen)
4 Eier
50ml Dattelsirup
1 TL Vanillearoma
Butter (zum Einfetten)
1 Handvoll Kakao-Nibs
1 Prise Meersalz

Zubereitung:

Backofen auf 180°C vorheizen. Schokolade zusammen mit dem Sirup und dem Kokosfett im Wasserbad schmelzen. Alles vermischen und abkühlen lassen. Die Eier werden getrennt und Eiweiß steif geschlagen. Das Eigelb schaumig schlagen und mit dem Kakaopulver, dem Vanillepulver, dem Walnussmehl und dem Salz verrühren. Eigelbmasse und Schokomasse vermengen und nach und nach das Eiweiß unterheben. Alles in Muffinformen füllen und mit Kakao-Nibs bestreuen. Muffins für ca. 15 Minuten backen. Noch warm servieren.

SCHOKOKEKSE

10 Stück, 1 Stück = 155 kcal

Zutaten:

70g dunkle Schokolade (mind. 80% Kakaoanteil)
65g Buchweizenmehl
60g Datteln, ohne Stein
50g Butter
40g Kakao-Nibs
10g Kakaopulver
1 Ei
1 EL Dattelsirup
1 TL Backpulver
½ TL Vanillearoma
1 Prise Salz

Zubereitung:

Die Datteln in möglichst kleine Stücke schneiden. Die Schokolade unter Rühren im Wasserbad schmelzen und mit dem Backpulver, Mehl und dem Kakaopulver vermischen. Schokolade und Butter mit den trockenen Zutaten zu einem glatten Teig verarbeiten. Dattelsirup, Vanillearoma, Salz und das Ei zugeben und verkneten. Kakao-Nibs unterrühren und die Schüssel mit Folie abdecken und für ca. eine Stunde kaltstellen.

Währenddessen den Backofen auf 170°C vorheizen. Den Teig aus dem Kühlschrank holen und daraus zehn ungefähr gleichgroße Kugeln formen. Diese Kugeln auf einem Backblech verteilen und etwas flach drücken. In den Backofen schieben und ca. zehn Minuten backen. Abkühlen lassen und servieren.

CASHEW-PUDDING MIT ERDBEEREN

4 Portionen, 1 Portion = 163 kcal

Zutaten:

240g Erdbeeren
60g Cashewmus
2 Vanilleschoten
500ml Cashewdrink
4 EL Wasser
1 EL Agavendicksaft
1 TL Maisstärke
1 Packung Agar-Agar
1 Prise Salz

Zubereitung:

Eine der Vanilleschoten aufschneiden und das Mark vorsichtig auskratzen. Cashewdrink, Agar-Agar, Vanille, ausgekratzte Schote und Mark und Salz zusammen in eine Pfanne geben und unter Rühren langsam erhitzen. Cashewmus hinzufügen und kurz weiterköcheln. Vanilleschote entfernen und die Masse in Puddingformen füllen. Kalt stellen und für mindestens 60 Minuten ruhen lassen. Die zweite Vanilleschote aufschneiden und ebenfalls das Mark auskratzen. Die Erdbeeren putzen und das Grün entfernen.

Eine Handvoll beiseitestellen und die restlichen Erdbeeren mit Wasser, Maisstärke, Vanilleschote, Vanillemark und Agavendicksaft in einem kleinen Topf aufkochen. Die Erdbeeren dabei zerdrücken. Es sollte eine dickflüssige Soße entstehen. Den Pudding auf einem Teller stürzen. Vanilleschote aus dem Topf mit der Erdbeersoße nehmen und die noch warme Soße auf den Pudding gießen. Mit den restlichen Erdbeeren garnieren und servieren.

SCHOKO-POPCORN-CUPCAKE

8 Stück, 1 Stück = 183 kcal

Zutaten:
150g dunkle Schokolade
80g Mais
55g Datteln, ohne Stein
30g Walnüsse
110ml Mandelmilch
1 EL Kokosfett
Eine Prise Salz

Zubereitung:
Datteln und Walnüsse zerkleinern. Kokosfett in einem Topf heiß werden lassen und Mais dazugeben. Deckel auflegen und Mais aufpoppen lassen. Den Deckel geschlossen halten, bis das Ploppen weniger wird, dabei den Topf immer wieder ein bisschen auf der Herdplatte bewegen. Sobald das Popcorn fertig ist, in eine Schale schütten. Schokolade im Wasserbad schmelzen und unter die Mandelmilch rühren. Walnüsse, Datteln und Salz in die Flüssigkeit einrühren und zu einem glatten Teig vermischen. Das abgekühlte Popcorn unter die Masse rühren, in Formen füllen und für zwei Stunden kaltstellen. Dann schnell verzehren, da das Popcorn ansonsten zu matschig wird.

MANGO-MATCHA-DESSERT

2 Portionen, 1 Portion = 181 kcal

Zutaten:

250g Quark
75g Joghurt
3 EL Agavendicksaft
½ TL Machta-Pulver
½ Limette

Zubereitung:

Die Mango schälen, den Kern herauslösen und die Frucht würfeln. Die Limette gründlich abspülen, abtrocknen, die Schale abreiben und dann den Saft auspressen. Limettenschale, Limettensaft und einen Esslöffel Agavendicksaft vermischen und über die Mangowürfel verteilen. Quark, Joghurt und zwei Esslöffel Agavendicksaft vermischen und die Hälfte davon mit dem Matcha-Pulver vermengen. Mangowürfel auf zwei Gläser aufteilen und dann abwechselnd je ein Löffel von der Joghurtcreme und der Joghurt-Matcha-Creme aufschichten. In den Kühlschrank stellen, gut durchkühlen lassen und servieren.

Quellen

- https://www.fitforfun.de/abnehmen/jojo-effekt_aid_4125.html
- https://www.harpersbazaar.de/beauty/sirtfood-diaet
- https://www.precon.de/diaetmagazin/diaet-ernaehrung/der-stoff-wechsel-und-seine-bedeutung/
- https://blog.bazonline.ch/vonkopfbisfuss/index.php/77935/ist-sirt-food-die-neue-wunderdiaet/
- https://eatsmarter.de/ernaehrung/ernaehrungsplaene/sirtuin-diaet/seite-2
- https://utopia.de/ratgeber/sirtfood-wie-sinnvoll-ist-die-trend-diaet/
- https://foodpunk.de/die-sirtfood-diaet/
- https://www.ugb.de/gesund-abnehmen-ohne-diaet/schlank-rank-muessen-wir-alle-so-sein/
- https://www.fuersie.de/gesundheit/abnehmen/artikel/abnehmen-mit-der-sirtfood-diaet
- https://www.fitforfun.de/abnehmen/anti-jo-jo-massnahmen-dick-nein-danke_aid_7482.html
- https://www.healthyhabits.de/jojo-effekt-vermeiden/
- https://eatsmarter.de/abnehmen/diaeten/sirtfood-diaet
- https://www.herold.at/blog/tipps-jojo-effekt/
- https://www.stilpalast.ch/beauty/fitness/schlank-mit-sirtfood-5634
- https://www.rezeptrechner-online.de/
- Die Sirtuin-Diät – Aidan Goggins und Glen Matten

- Sirtfood-Diät – Kati Hellbucher
- Die Sirtfood Diät – Sophie Baker
- Mit der Sirtfood-Diät effektiv abnehmen – Monika Scheuer
- Die Sirtfood Diät – Weigt Killers und Tom Wiest
- Die Sirtfood Diät Bibel – Leonie Schneider
- Sirtfood Diät für Frauen – Sasha Weiss
- Die Sirtfood Diät – Selina Wieman
- Die Sirtfood Diät - Gesund Leben
- Sirtfood-Diät für Frauen – Miriam Stein
- Abnehmen mit Sirtfood – Anna Cavelius, Bernd Kleine
- Sirtfood: Exklusives Wissen – Jana Keider
- Sirtfood: der neue Stern am Diäthimmel – Julia Stevens
- Sirtfood Diät – Maria Emmrich

Weitere Bücher und Informationen von uns und unseren Kooperationen erhalten Sie auf unserer Autorenseite bei Amazon oder auf unserer Webseite.

Autorenseite Amazon:

https://t1p.de/opk4

Webseite:

www.empireofbooks.de

Zudem erhalten Sie auf unserer Webseite viele kostenlose Leseproben!

Jetzt ganz einfach auf den Link klicken oder den QR-Code per Smartphone scannen. Alternativ können Sie den Link auch bei Ihrem Browser im Tab eingeben.

„Wir freuen uns auf Ihren Besuch“

Weitere Autoren- und Buchempfehlungen:

Books-World (BW): https://t1p.de/c7ua

Webseite: www.booksworld-verlag.de

KitchenKing: https://t1p.de/wvy5

Webseite: www.kitchenkingbooks.de

Kid´s Planet: https://t1p.de/17w4

Webseite: www.kidsplanetbooks.de

Books-World:

Kitchen King:

Kid´s Planet:

Impressum

Vertreten durch: EoB – Empire of Books
Herausgeber: Malik & Mähleke GmbH
Kontakt: Malik & Mähleke GmbH / Stresemannstraße 84 / 22769 Hamburg
Coverfoto: Shutterstock

Haftungsausschluss:

Die Nutzung dieses Buches und die Umsetzung der enthaltenen Informationen, Anleitungen und Strategien erfolgt auf eigenes Risiko. Der Autor kann für etwaige Schäden jeglicher Art aus keinem Rechtsgrund eine Haftung übernehmen. Haftungsansprüche gegen den Autor für Schäden materieller oder ideeller Art, die durch die Nutzung oder Nichtnutzung der Informationen bzw. durch die Nutzung fehlerhafter und/oder unvollständiger Informationen verursacht wurden, sind grundsätzlich ausgeschlossen. Rechts- und Schadenersatzansprüche sind daher ausgeschlossen. Dieses Werk wurde sorgfältig erarbeitet und niedergeschrieben. Der Autor übernimmt jedoch keinerlei Gewähr für die Aktualität, Vollständigkeit und Qualität der Informationen. Druckfehler und Falschinformationen können nicht vollständig ausgeschlossen werden. Es kann keine juristische Verantwortung sowie Haftung in irgendeiner Form für fehlerhafte Angaben vom Autor übernommen werden.

Die bereitgestellten Analysen, Vorschläge, Ideen, Meinungen, Kommentare und Texte sind ausschließlich zur Information bestimmt und können ein individuelles Beratungsgespräch nicht ersetzen. Alle Informationen dieses Buches entsprechen dem Kenntnisstand zum Zeitpunkt des Verfassens dieses Buches. Eine Haftung für mittelbare und unmittelbare Folgen aus den Informationen dieses Buches ist somit ausgeschlossen.
Informieren Sie sich weitläufig aus unterschiedlichen Quellen und bedenken Sie, dass am Ende nur Sie für die Entscheidungen verantwortlich sind.

Printed in Poland
by Amazon Fulfillment
Poland Sp. z o.o., Wrocław

79440868R00114